Understanding Ageing for Nurses and Therapists

老龄化护理与循证管理

原著 〔英〕Wilfred McSherry
〔挪〕Linda Rykkje
〔英〕Susan Thornton
主译 陈亚萍 佟冰渡 高 远

中国科学技术出版社
·北 京·

图书在版编目（CIP）数据

老龄化护理与循证管理 /（英）威尔弗雷德·麦克雪莉（Wilfred McSherry）等原著；陈亚萍，佟冰渡，高远主译. —北京：中国科学技术出版社，2024.9

ISBN 978-7-5236-0499-1

Ⅰ.①老… Ⅱ.①威… ②陈… ③佟… ④高… Ⅲ.①老年人-护理 Ⅳ.① R473

中国国家版本馆 CIP 数据核字（2024）第 042526 号

著作权合同登记号：01-2023-0490

First published in English under the title
Understanding Ageing for Nurses and Therapists
edited by Wilfred McSherry, Linda Rykkje, Susan Thornton
Copyright © Springer Nature Switzerland AG 2021
This edition has been translated and published under licence from Springer Nature Switzerland AG.
All rights reserved.

策划编辑	宗俊琳　郭仕薪
责任编辑	王　微
文字编辑	张　龙
装帧设计	华图文轩
责任印制	徐　飞

出　　版	中国科学技术出版社
发　　行	中国科学技术出版社有限公司
地　　址	北京市海淀区中关村南大街 16 号
邮　　编	100081
发行电话	010-62173865
传　　真	010-62179148
网　　址	http://www.cspbooks.com.cn

开　　本	710mm×1000mm　1/16
字　　数	219 千字
印　　张	13.5
版　　次	2024 年 9 月第 1 版
印　　次	2024 年 9 月第 1 次印刷
印　　刷	北京盛通印刷股份有限公司
书　　号	ISBN 978-7-5236-0499-1/R·3193
定　　价	148.00 元

（凡购买本社图书，如有缺页、倒页、脱页者，本社销售中心负责调换）

译校者名单

主　　译　陈亚萍　北京协和医院
　　　　　　佟冰渡　北京协和医院
　　　　　　高　远　解放军总医院第一医学中心
副 主 译　鲁雪梅　北京积水潭医院
　　　　　　丁俊琴　河北医科大学第三医院
　　　　　　宁　宁　四川大学华西医院
　　　　　　许蕊凤　北京大学第三医院
　　　　　　彭伶丽　中南大学湘雅医院
　　　　　　吴松梅　河南省洛阳正骨医院（河南省骨科医院）
译 校 者（以姓氏笔画为序）
　　　　　　于　媛　中国医学科学院肿瘤医院
　　　　　　王　爽　北京协和医院
　　　　　　王　薇　北京协和医院
　　　　　　王立群　四川大学华西医院
　　　　　　王丽莉　北京协和医院
　　　　　　刘　婧　北京协和医院
　　　　　　刘庆庆　中南大学湘雅医院
　　　　　　刘玮楠　北京协和医院
　　　　　　刘俊杰　北京协和医院
　　　　　　许来雨　中南大学湘雅医院
　　　　　　李春柳　河北医科大学第三医院
　　　　　　李晓芳　解放军医学院
　　　　　　李高洋　北京协和医院
　　　　　　杨　旭　北京协和医院

杨　莹　北京协和医院
杨秋玲　北京协和医院
肖焕欣　北京协和医院
何小燕　北京协和医院
谷思琪　解放军医学院
张　洋　北京协和医院
张　莉　北京协和医院
张　琳　北京协和医院
张　燕　北京协和医院
张秋阳　哈尔滨医科大学附属第一医院
张美佳　北京协和医院
陆相云　北京协和医院
陈　婧　北京医院
陈佳丽　四川大学华西医院
陈彩真　河北医科大学第三医院
和　晖　哈尔滨医科大学附属第一医院
赵　丹　北京积水潭医院
赵　晶　北京协和医院
赵紫岳　北京协和医院
贾　宇　首都医科大学附属北京朝阳医院
高　娜　北京协和医院
郭美含　北京大学第三医院
郭馨卉　北京大学第三医院
程　莉　北京协和医院

　　　　　鲁　楠　北京积水潭医院
　　　　　霍丽涛　中国人民解放军战略支援部队特色医学中心
学术支持　中华护理学会骨科护理专业委员会

内容提要

　　本书引进自 Springer 出版社，由国际知名护理学专家 Wilfred McSherry、Linda Rykkje、Susan Thornton 联合编写，旨在为老龄化护理实践提供全面指南。全书共 14 章，内容包括生理与衰老、老年人生活史、老年人的精神关怀与尊严、衰老心理学、性亲密关系与性老化、老年人剩余生命护理、营养和衰老、连续性护理、姑息治疗和临终关怀、老年人自我忽视和孤独、虐待和保护老年人、针对老年人的临床管理和当代发展，详细阐释了老年人生命全周期的生理心理特点及对老年人的影响。本书内容丰富，通过老龄化理论框架与实际案例的结合，以期摒除社会对老年群体的刻板印象，加深相关服务人员对老年人不同维度的理解及共情，并最大限度地为医护人员提供循证实践参考，对广大实习护士及护理系医学生均有所裨益。

原书序

> 如果你放弃所有让你想活到一百岁的东西，你就可以活到一百岁。
>
> ——Woody Allen

我一直感兴趣的是，任何关于"衰老"的讨论实际上都是关于"老龄化"的问题，因为大多数评论家、作者和研究人员似乎（至少是含蓄地）都在暗示衰老从50岁开始！其实，衰老从我们出生的那一刻就开始了（甚至可能在出生前就开始了），而现实似乎绕过了对这一领域的思考。事实是，社会是存在年龄歧视的，几乎没有公认的关于早年和成年早期衰老的话题探讨。这一时期的论述被心理学和社会学的发展理论所主导，仿佛这段时间是为尚未经历的老年期而做准备。众所周知，正是这些成长岁月塑造了所有之后的岁月，当我们年轻时，无论是心理上、社会上、精神上还是身体状况的经历，都对今后整体的衰老轨迹有着深远的影响。因此，任何着手解决老龄化问题的书都不可避免地陷入"从哪里开始"的难题，但是，实际上关于老龄化的书就是一本记录从出生到死亡（生命历程）的书。

本书的著者还面临一个难题——COVID-19。在本书出版之际，我们仍在为如何摆脱这场全球大流行疾病而努力。因此，值得我们深思的是COVID-19对老年人的影响，特别是那些患有多重病症和居住在疗养院的老年人。让人感到痛苦并难以接受的是，如此多的老年人及其家人和朋友不得不承受一些不良结局。当然，COVID-19成功地揭示了年龄之间的差异，以及生命历程中老龄化所带来的不同影响。相较于老年人而言，虽然年轻人患病率低，但他们还肩负着巨大的责任，即不能作为"超级传播者"（无症状患者）。我作为一个职业生涯中大部分时间都在老龄化领域工作的人，在COVID-19大流行期间观察到的各年龄组之间的差异是有趣且十分耐人寻味的。例如，对社交距离的态度和与戴口罩有关的行为。当我在"封闭期间"进行日常锻炼时，我很感兴趣的是老年人和年轻人如何看待社交距离等相关事情。与老年人相比，年轻人对此所持态度相当轻率，"青春无敌"是一个常被提及的词语。在这个例子中，我们很容易认为年轻人"不够关心"，但也许我们需要重新定义这种判断。也许正是因为青春无敌，健康老龄化才有可能实现，正如作家 John Green 在 *Looking for Alaska* 中所断言的那样：

当大人带着狡猾、愚蠢的笑容指责"年轻人以为自己所向无敌"时，他们并不理解这句话有多么正确。我们永远不会被摧毁至无法复原，所以也永远不需要丧失希望。我们认为我们是所向无敌的，因为我们的确如此。我们无法凭空诞生也无法消逝，就如所有能量，我们只能改变形体、尺寸与表现形式。大人在成长之后会忘记这一点，过度恐惧丧失与失败。然而，那些比我们所有器官总和更重要的部分是不会开始、不会结束的，也因此无法失败。

Green 在某种程度上讽刺地阐述了成功变老所需的能量（不管这究竟意味着什么）。如此多的人活到高龄，是我们这个时代的成功，即使是 COVID-19 大流行也无法阻止！生理、社会、心理、精神及相关因素错综复杂的配置关系，加上纯粹的血气方刚和巨大的生活能量，意味着我们成功经历了生命历程。显然，本书的著者明白了这一点，并构建了本书，不以老龄化变幻莫测的心理和生理为主，而是阐明了这种错综复杂的配置关系，并不断更新我们的信念、态度和证据的必要性。

我也意识到，可以为老龄化描绘出一幅乐观的画面，而许多人的实际经历却恰恰相反。对一些人来说，他们的生命历程被各种各样的挑战所破坏，这意味着"健康度过"生命历程所需的能量与他们所能获得的资源之间存在着不平衡。作为一名老年科护士，我在实践中一直非常注意这一点，这也是我为什么如此热衷于采用以人为本的原因之一。需要被照护的老年人是那些成功地为自己的生活历程带来持续能量的人，但最终他们需要别人帮助他们走到最后。我们可以把这看作是我们的身体系统无法维持管理错综复杂生活所需的能量，或者我们可以把它看作是从年轻时"不可战胜的独立"到老年时"无法克服的相互依赖"的自然发展。

本书将带我们走过这段旅程，并为我们提供空间，让我们对这场终生的旅程有自己的理解和诠释。正如 Green 所言，"我们只能改变形体、尺寸与表现形式"。当前老龄化错综复杂的问题比以往任何时候都更具挑战性，此外，在 COVID-19 的影响和挑战下，社会在改变其规范方面比以往任何时候更具挑战性。本书为如何度过这个特殊时期，如何在这一时期做好老龄化护理管理提供了理论依据。感谢广大读者的阅读并欢迎大家对此问题进行讨论。

Brendan McCormack

Divisions of Nursing,Occupational Therapy and Art Therapies

Centre for Person-Centred Practice Research,Queen Margaret University

Edinburgh,Scotland

Omega XI Chapter,Sigma Global

Edinburgh,Scotland

王　薇　赵　晶　**译**

彭伶丽　许来雨　刘庆庆　**校**

刘玮楠　李高洋　**审**

参考文献

[1] Green J (2005) Looking for Alaska. Harper Collins, London.

译者前言

人口老龄化是目前全球面临的最大公共卫生挑战之一。由于我国人口老龄化规模大、程度深、速度快，2022年《政府工作报告》就已将"积极应对人口老龄化"纳入国家战略。在各国的门急诊、医院病房、院前护理机构、康复服务机构及社区机构的老年人随处可见，因此如何为广大老年群体提供基于循证依据的整体护理，真正满足老年人的生理、心理、社会需求，是现代社会迫在眉睫的任务和挑战。老龄化护理管理非常重要，需要我们教育和培养专业的、高素质的护理人员参与到老年患者的多学科合作团队中。对于老年患者的照护，护士需要在护理和管理方面接受专业、正规的培训，同时拥有健康教育、预防保健、康复护理、长期照护和安宁疗护等方面的知识和技能，还需提供基于循证依据的多学科护理实践，以达到对老年患者的同质化治疗康复目标，并提高老年人的生活质量。

国外较我国更早经历人口老龄化，已初步打造了高质量的健康服务体系。Wilfred McSherry教授、Linda Rykkje教授、Susan Thornton教授将欧洲多国10多名护士领导者的经验汇集编撰成书，从身体、心理、社会和精神四个维度介绍了衰老到临终关怀全周期的护理实践依据。书中不仅介绍了衰老、衰弱、营养等基础疾病的生理学概念和衰老状态对患者身体各个系统及心理社会层面的影响，还在老年人连续性护理、法律和道德等方面进行了详述，更涉及老年人的情感支持及安宁疗护等方面的内容，从不同维度让相关护理工作者对老年人的身体功能和心理社会需求有了全面深入的了解，并对老年患者管理及老龄化未来发展做了展望。本书通过基础理论框架结合实际案例进行分享，有很强的可读性和指导性。在中国科学技术出版社的支持下，中华护理学会骨科专业委员会组织翻译并出版了这部有关老龄化护理的最新著作，充分体现了专业委员会的职责定位和学术担当。相信本书的出版，会对国内服务老年群体的护士及相关医务人员全面掌握并有效管理老年患者相关的复杂因素有一定的借鉴意义，同时对促进护理人员更好地为老年患者实施整体的、有温度的护理与管理有重要意义。

陈亚萍　佟冰渡　高　远

目录

第1章 了解老龄化及如何照护老年人：COVID-19后的反思与总结 ············ 001

- 一、人口统计与背景 ············ 001
- 二、全球性传染病 ············ 002
- 三、激励一代人的老年人 ············ 003
- 四、挪威选择了不同的方法 ············ 003
- 五、年龄不是能力的指标 ············ 004
- 六、积极对待老龄化问题 ············ 004
- 七、采取全面和以人为本的方法 ············ 005
- 八、遗留问题和经验教训 ············ 006
- 九、关于本书 ············ 006

第2章 生理与衰老 ············ 010

- 一、衰老的基本过程 ············ 012
- 二、癌症与衰老 ············ 013
- 三、机体各系统的衰老 ············ 014
- 四、生理性衰老的后果 ············ 020
- 五、减轻衰老的影响 ············ 020

第3章 老年人生活史：社会理论与老年社会学 ············ 023

- 一、年龄与老龄化社会学理论 ············ 024
- 二、年龄歧视、污名化和刻板印象 ············ 025
- 三、生活史方法的介绍与起源 ············ 029

i

第 4 章　老年人的精神关怀与尊严 ……… 037

- 一、精神、宗教和存在主义关怀 ……… 038
- 二、减轻痛苦 ……… 041
- 三、尊严和尊重 ……… 042

第 5 章　衰老心理学 ……… 049

- 一、认知的变化 ……… 052
- 二、贯穿整个生命周期的个性 ……… 054
- 三、应对和控制感 ……… 057
- 四、老年人的心理健康问题 ……… 058

第 6 章　性亲密关系与性老化 ……… 062

- 一、老年人的性亲密关系 ……… 063
- 二、与性行为有关的生理变化 ……… 065
- 三、性亲密关系的障碍因素 ……… 067
- 四、获得医疗健康的障碍 ……… 069
- 五、老年人性亲密关系的促成因素 ……… 069
- 六、医疗从业者的角色 ……… 071

第 7 章　衰弱：老年人剩余生命护理 ……… 075

- 一、衰弱学习的关键内容：明确核心概念 ……… 078
- 二、老年综合评估：跨越界限，超越传统 ……… 084
- 三、CGA 的实际应用：本章提到的工具和临床场景使用技巧 ……… 087

第 8 章　营养和衰老 ……… 094

- 一、营养不良 ……… 096
- 二、促进健康老龄化的饮食和预防营养不良 ……… 100
- 三、营养干预治疗营养不良 ……… 102

四、行为和环境干预措施 ·· 105

第9章　连续性护理 ·· 109

　　一、理论、原理和证据基础 ·· 112

　　二、指引 ·· 115

　　三、进一步思考 ·· 118

第10章　姑息治疗和临终关怀 ·· 122

　　一、理论与依据 ·· 123

　　二、知识拓展 ·· 131

第11章　老年人自我忽视和孤独 ·· 134

　　一、自我忽视 ·· 134

　　二、孤独 ·· 140

　　三、孤立 ·· 143

第12章　法律和道德方面：虐待和保护老年人 ·· 149

　　一、伦理问题 ·· 150

　　二、虐老问题及保护高风险人群 ·· 150

　　三、保护高风险人群 ·· 153

　　四、进一步落实保护性、以患者为中心的护理 ······································ 159

第13章　应用关键概念：针对老年人的临床管理、质量和审查 ··············· 166

　　一、为什么临床管理在卫生保健机构中护理老年人时很重要 ·············· 167

　　二、提高良好管理原则和实践的认识，以及在实践中如何应用、
　　　　遵循和评价 ·· 174

　　三、识别、回应并了解如何上报患者和员工担忧的护理问题 ·············· 181

第14章　当代发展 ·· 185

一、远程照护：当代护理必备能力 ·· 186
二、远程照护评估中的护理过程 ·· 188
三、这两个案例说明了什么 ·· 192
四、老年人在研究中的声音 ·· 193
五、照顾照护者 ·· 194

后记 ··· 197

第1章
了解老龄化及如何照护老年人：COVID-19 后的反思与总结

Introduction: Understand Ageing and How We Care for Older People
——Reflections, Legacy and Lessons Learned in the Wake of COVID-19

Wilfred McSherry　Linda Rykkje　Susan Thornton　著
王薇　赵晶　译　彭伶丽　许来雨　刘庆庆　校　杨旭　李高洋　审

了解正常的老龄化过程和发生机制对于护理和社会卫生相关专业至关重要，这将为他们在各个卫生和医疗健康部门为老年人及其家人和朋友提供护理时给予支持。本书的主要目的是探讨一些时下被忽视的与老龄化有关的问题，如精神、性、死亡和临终。其目的是打破在专业领域和整个护理的障碍，消除一些经常在几代人之间延续的神话和误解。

鉴于流行病学证据表明，许多人现在的寿命更长、更健康，因此护理人员必须对正常老龄化所涉及的内容，以及老龄化对人们的身体、心理、社会和精神方面的影响，具有充分的知识储备。这些知识储备将使护理人员在临床实践中能够有能力及时识别异常和病理情况，进行有效的及时性干预，可以在不同科室更好地进行护理实践。

一、人口统计与背景

我们在世界各地的卫生和医疗健康系统取得的重大成就之一是它对预期寿命产生了积极影响。例如，英国国家统计局[1]指出，"2018年，英国有13 170名百岁及以上的老年人"。

从这些数字中，我们可以推断当今世界上超过100岁的人比人类历史上任何时期都多。Roser 等[2]表示，自 20 世纪以来全球平均预期寿命增加了 1 倍多，现在已超过 70 岁。同时他们也强调，预期寿命不均衡的现象在许多国家和地区之间仍持续存在。联合国给出的数据同样反映了上述现象[3]：

"虽然出生率有所提高，但老年人的预期寿命提高得更快。在全球范围内，一个年满 65 岁的人在 2015—2020 年预期寿命可额外增加 17 岁，而这一数字在 2045—2050 年可能增加至 19 岁。"

我们虽然乐于看到预期寿命的延长，但是它对社会提出了一项重大挑战，即我们如何为老龄化人口提供高质量和有尊严的护理。必须强调的是，预期寿命的改善主要与高收入和中等收入国家有关，并不反映某些发展中国家的预期寿命可能低得多的全球情况。值得大家关注的是，最近 COVID-19 的全球大流行凸显了我们在照护老年人时所面临的问题和挑战。

二、全球性传染病

在本书（原著）即将出版之际，COVID-19 肆虐全球。我们谨向世界各地的所有卫生和医疗健康相关的同事表示我们最崇高的敬意和感谢，感谢他们在面对 21 世纪最大挑战之一时所做出的无私奉献。

在这个前所未有充满挑战的时期，我们所经历的种种问题对每一个人都产生了极大的影响和灾难性的后果，尤其是对许多老年人而言，后果更加严重。我们对此进行了深刻的反思，并探讨了社会对老龄化的态度和理解，以及我们如何照护老年人等关键性问题。

2020 年，COVID-19 暴发。由于多种因素（如全球化和国际旅行等），COVID-19 在全球迅速传播，对每个大陆、国家和人民都产生了前所未有的影响。数百万人死亡、住院和需要专科重症监护导致的资源匮乏给全球各国的卫生和社会护理服务带来了空前的压力。许多国家表示，这场传染病是一个需要动用全部资源、资金和人员的战争。

在这场传染病的影响下，不同国家展现出不同的人文价值观、态度和行为。卫生和社会护理专业人员在严峻的挑战下显示出专业的素养和崇高的精神，以无私的奉献精神提供最好的护理服务。不可避免的是，COVID-19 对我们的卫生和医疗健康系统、经济和社会的未来稳定产生了直接且深远的影响。

我们目睹了全球层面的生存破坏，部分日常娱乐生活被停止。"封锁"一词让我们所有人都处于自我孤立状态，与家人、朋友和社区的联系有限甚至无法联系。许多我们以前认为理所当然的事情，一些再普通不过的事情正在被重新评估和定义，如我们的工作、人际关系和自由。因此，许多人正在转换心态以新视角看待生活。

尽管存在一些消极情绪，但大家团结一致，无私帮助有需要的老年人。部分卫生和社会护理专业人员在照护或抢救 COVID-19 患者时死亡。在欧洲及其他国家（如美国），人们充分肯定了护理人员的价值并表达了崇高的敬意。

三、激励一代人的老年人

在 COVID-19 肆虐期间，全球有许多关于老年人的利他行为激励着我们。英国最令人难忘的一个时刻之一是已故的 Tom Moore 上校，享年 99 岁，在他 100 岁生日之际围绕花园行走 100 圈，从而为英国国家医疗服务体系筹集了 1000 英镑。公众为之感到骄傲和钦佩。截至 4 月 30 日，也就是生日当天，他已经为 NHS 慈善机构筹集了高达 32 796 155 英镑的惊人数字。

相比之下，我们了解到许多老年人死于家中或疗养院，那里的护理人员很难或根本无法获得个人防护装备和检测设备。许多老年人的死亡甚至没有记录在每日统计中，也没有将 COVID-19 记录在他们的死亡证明中。在英国，评论员称老年人被移出数据[4]，这引起了人们的愤怒。他们还提到社会上关于对老年人普遍的看法，无论是公开的还是隐蔽的，年龄歧视仍然以多种形式存在。

四、挪威选择了不同的方法

挪威选择通过及早在疗养院中减少亲属探视的政策来减少病毒传播。与其他国家相比，死亡率更低，因此政府决定逐步解封部分社区并允许小范围内的社交活动。但是，（在撰写本文时，2020 年中旬）疗养院仍不对外开放。那么，有人可能会问，被隔离、见不到家人朋友，与面临感染新型冠状病毒的风险相比，哪一个才是最糟糕的？这些讨论还将持续，因为许多时候将病毒传播给老年人的是工作人员而不是访客。那么在感染风险较低的地区，应该允许探视吗？避免疾病传播和居民的生活质量，哪一项更为重要？然而，纵观老年人的整体情况，挪威媒体并未进行真正意义上的关注与讨论。疾病传播的恐惧已经演变成另一种形式上的歧视。挪威政府于 2020 年 4 月 8 日的新闻稿表明[5]，将逐步、谨慎地解除因 COVID-19 所带来的限制。

五、年龄不是能力的指标

在围绕谁应该使用呼吸机的伦理决定中，年龄似乎也是一个歧视性的因素。据推断，某些国家 60 岁以上的人被剥夺了救治的权力。虽然不是所有人都存在这类偏见，但肯定有一部分人有着这样的误解，即认为年龄本身与生活质量相关，并且认为那些超过一定年龄的人已经体验了足够长度的生命，因此更应该接受死亡。这种态度十分不尊重"生命"。这是优生学的一种形式，即相较于老年人而言年轻人更有优势。

世界卫生组织[6]在讨论老龄化和健康时指出：

"如果老年人身体健康且所处环境对其有利，那么他们做事的能力将与年轻人几乎没有区别。如果寿命增加伴随着的是身体和心理功能衰退，那么对老年人和社会的影响就会更加负面。"

这段引文强调并承认，年龄不是老年人参与那些增加生活价值、有意义活动的阻碍。我们社会的作用是使老年人能够过上健康和充实的生活，并防止他们身体和心理能力的衰退。通过"万众一心"[所有年龄层联合（All Ages），2020 年]这个例子，我们能够看到不同年龄段的人齐心协力去寻找生活问题的解决方案。

六、积极对待老龄化问题

Chochinov[7]强调了尊严保护的 ABCD，即主张积极的态度会产生积极的行为（dignity conserving care asserts that positive attitudes lead to positive behaviours）。当我们照护老年人时，需要富有同情心的交流以达到感同身受的理解。维护尊严的关怀不仅仅是通过语言表达，还需要内在的行动，并且能够通过审视自己的态度来达到影响价值观和行为。Magee 等[8] 了解到，"发表关于尊严的声明比确保有尊严的照护更容易"。我们有责任和义务积极主动地挑战任何可能对照护老年人的方式产生负面影响的态度、价值观和行为。

同样，我们意识到组织、机构、团队甚至是个人的态度、价值观和行为都会导致尊严危机。如果这些没有被质疑和改变，那么它就会产生潜在的危害。解决这个问题的方法是确保我们对老龄化的态度不会受到负面认知和渗透到社交媒体并在某些文化和社会中占主导地位的刻板印象所影响。例如，我们生活在一个崇尚青春和美丽并且不惜一切代价去维持的时代，所以自然衰老和变老是不被接受的，应该不惜一切防止衰老。在对老龄化及其所涉及的生理、心理、社会和精神各阶段，卫生和社会护理专业人员具有很大的影响力和主导权，需要提出更正确和全面的见解。

一位编辑（WMc）曾经被提问："您什么时候会停止教授和谈论照护老年人的尊严？"回答是："当不再有任何侵犯老年人尊严行为的时候。"

不言而喻，COVID-19 大流行期间，老年人的照护问题面临着巨大的威胁与挑战，当卫生和社会护理专业人员努力捍卫老年人这一弱势群体的基本需求时，也存在着一些被忽视的未能履行维护老年人尊严和生命的职责问题。

恐惧、不能保证老年人、卫生和社会护理专业人员拥有足够的个人防护装备及检测设备，一直是争论和批评的焦点内容。

恐惧、无知和误解导致我们在照护老年人的方式上出现刻板、歧视和不平等现象。本书的目的之一是确保向卫生和社会护理专业人员提供最新的知识和证据，以用来为今后的实践提供知识储备，使他们能够在护理质量和标准受到损害时及时识别。

七、采取全面和以人为本的方法

在撰写本文时，英国有超过 126 155 人在被诊断为 COVID-19 后 28 天内死亡（许多人在疗养院和社区环境中），每一个数字背后都是一个个人生缩影。

令人遗憾的是，任何人（不同年龄）的死亡，都会对他们的至亲、朋友、同事及他们所生活的社区产生深远的影响。想象一下死亡的场景，人们被迫与亲人分离，孤独地在医院被隔离，并由穿着个人防护装备的卫生和社会护理专业人员照护这些特殊人群。长期的身心压力可能会使配偶、伴侣、子女对他们所经历的失去、悲伤和丧亲之痛产生负性的情感反馈。同样，在这些极具挑战性的情况下提供照护的卫生和社会护理专业人员由于长期处于这种高压环境下，可能会出现创伤后应激障碍及种种心理问题。

以前从来没有像现在这样需要确保所有卫生和社会护理专业人员提供富有同情心、有尊严、真正以人为本的整体护理，以确保人们的身心健康。

八、遗留问题和经验教训

COVID-19大流行告诉我们，需要向卫生和社会护理服务提供源源不断的资金支持。首先需要考量的是，如何为像老年人这样的弱势群体提供社会护理。毫无疑问，关于面临的挑战和提出的问题，争论不会停止。这次COVID-19大流行的一个遗留问题是围绕老年人地位的争议，以及一些国家为保护他们所采取的消极的预防措施。一个重要的教训是，要先发制人而不能坐以待毙。由于形势时时刻刻都在变化，随着这一疾病的全球蔓延，许多国家都将出现这种情况。这意味着很难预测这场疾病的发展和结果。由于各国根据文化、政治和国家背景采取了不同的策略来对COVID-19进行记录和溯源，这意味着无法一概而论，但遗留问题和经验教训将不可避免地具有普遍性。

九、关于本书

本书为所有照护老年人的卫生和社会护理专业人员提供了实践依据。它通过综合全面的方法，帮助护士、治疗师和社会护理专业人员更好地了解老龄化对个人及社会的影响。本书的一个独特之处在于"积极老龄化"，并试图消除和挑战仍然盛行于老龄化和老年人中的错误观点、偏见和消极态度。

全书共14章。第1章为概述，之后的各章均由各自领域的专家撰写，并以参与式的互动方式呈现，他们利用案例研究和场景以最大限度地提高读者参与度，通过重塑认知、态度和相关技能来提高胜任力。

第 2 章探讨了生理与衰老问题，在考虑老化对身体系统的影响之前，思考我们为什么会老化，其基本过程是什么。

第 3 章深入介绍了生活史在老年人健康和社会护理中的本质、益处和潜在应用，强调了这对促进老年人健康和幸福感的重要性。

精神层面的概念在健康和社会护理当中往往容易被忽视，这个有争议的领域将在第 4 章讨论，主要从精神和生存问题角度讨论与老年人相关的不同观点。

第 5 章中讲述了衰老心理学，讨论了与年龄相关的认知、性格、情绪、应对和控制方面的正常变化，以及这些变化对老年人的日常生活有何影响。

第 6 章向读者介绍了与老年人性健康有关的问题，肯定了性健康是健康和社会需求整体评估的重要组成部分，应采取干预措施确保老年人能够享受他们的权利并过上健康的性生活。

第 7 章介绍如何预防老年人的失能，认识到及时有效的干预可以维持身体正常功能及整体健康，将探讨衰弱、多重病症等概念，以及这些概念对照护老年人所产生的影响。护士、治疗师对于谵妄和抑郁的识别及处理也是十分重要的。

第 8 章探讨了在老龄化中营养的重要性，概述了导致老年人营养不良的关键因素，深入研究了证据基础，为预防和治疗老年人营养不良提供了切实可行的方法。

第 9 章概述了在医院和社区环境之间老年人延续性护理相关的问题。在讨论社会工作专业人员角色转变和责任的同时，还引申出跨专业工作及如何进行这项工作等问题。

第 10 章涉及姑息治疗和临终关怀的基本内容。社会对于死亡和临终的话题一直存在禁忌和恐惧，所以在护理中往往被忽视。本章为良好的姑息治疗和临终关怀提供了宝贵的见解和新的视角，主要目标是要消除年龄带来的歧视。

第 11 章介绍了老年人照护中的两个重要概念，即自我忽视和孤独。全球范围内来讲，老年人面临的重大挑战之一是与孤独相关的问题。本章探讨了导致这些问题产生的一系列因素，以及护士和治疗师同老年人解决上述问题时所采取的应对措施。维护老年人的人权是我们实施整体护理的一部分。

第 12 章探讨了在伦理和法律框架下的人权问题，以及如何将其应用于老年人的照护中。

第 13 章向读者介绍管理质量和检查或审查的重要性。这些概念和流程在确保为各个单元的老年人提供高质量服务方面发挥着重要作用。强大的管理和流程确保了任何问题都可以上报给相关人员，并通知相关部门，以便采取补救措施来保护老年人及照护者。

第 14 章探讨了当代护理如何融合新技术，以使老年人和照护者两者受益。随着新技术和新项目的发展，向老年人提供的照护不断发生着改变，这些新技术和新项目可以加强老年人的自我管理。

从以上概述可以看出，本书从身体、心理、社会和精神四个维度介绍了衰老到临终关怀全周期的护理实践依据，有助于帮助我们了解老龄化的进程并有助于提高老年人的生活质量。

对于老年人来说，无论是急症住院或是慢性病的居家护理，我们均为更好的临床实践提供了有价值的最新证据。最重要的是，本书将鼓励大家对老龄化面临的挑战、态度、价值观和行为等方面进行反思、交流和参与，从而对老龄化的护理管理产生更加积极的作用。

这本书会促进读者拥有更佳的专业实践，确保其对老龄化有一个全面的了解，使其能够具有同理心，在照护老年人时给予他们尊严和尊重。

参考文献

[1] Office for National Statistics (2019) Estimates of the very old, including centenarians, UK: 2002 to 2018. https://www.ons.gov.uk/peoplepopulationandcommunity/birthsdeathsandmarriages/ageing/bulletins/estimatesoftheveryoldincludingcentenarians/2002to2018. Accessed 5 May 2020.

[2] Roser M, Ortiz-Ospina E, Ritchie H (2020) Life expectancy. https://ourworldindata.org/life-expectancy. Accessed 5 May 2020.

[3] United Nations (2020) World population ageing 2019. https://www.un.org/en/development/desa/population/publications/pdf/ageing/WorldPopulationAgeing2019-Report. pdf. Accessed 5 May 2020.

[4] ITV News Report (2020) Coronavirus death toll 'airbrushing out' older people dying in care system. https://www.itv.com/news/2020-04-13/coronavirus-death-toll-airbrushing-out-older-people-dying-in-care-

［5］ Norwegian Government (2020) Norway to lift COVID-19 restrictions gradually and cautiously. Press release | Date: 08/04/2020 | No: 62/20. https://www.regjeringen.no/en/aktuelt/norway-to-lift-covid-19-restrictions-gradually-and-cautiously/id2697060/. Accessed 14 May 2020.

［6］ World Health Organisation (2018) Ageing and health. https://www.who.int/news-room/fact-sheets/detail/ageing-and-health.Accessed 5 May 2020.

［7］ Chochinov HM (2007) Dignity and the essence of medicine: the A, B, C, and D of dignityconserving care. Dignity British Medical Journal 335:184–187.

［8］ Magee H, Parsons S, Askham J (2008) 'Measuring dignity in care for older people' a researchreport for Help the Aged. Help the Aged, London, p 9.

第 2 章
生理与衰老
Physiology and Ageing

Roger Watson **著**

高 远 李晓芳 谷思琪 **译** 陈 婧 **校** 高 娜 李高洋 **审**

学习目标

本章将使您能够：
- 充分理解衰老的基本过程。
- 了解衰老对机体主要系统的影响。
- 解释多病共存和多重用药随衰老而常见的原因。

概述

衰老始于出生，直到青春期，身体逐渐发育至成熟，在 20 多岁的某个时刻，衰老开始了，并贯穿我们的一生，直至死亡。在撰写本文时，还没有办法阻止或逆转衰老。衰老能否延缓尚不确定，但可以明确的是，有些人似乎比其他人衰老得更快，而有些人在衰老过程中比其他人适应得更好。遗传因素在我们应对衰老的过程中起着重要作用，但环境因素同样会影响我们对衰老的反应。

因此，不存在所谓的"正常"衰老。然而，我们都会变老，而且随着老龄化越来越严重，所以我们亟须了解衰老。本章将从生理学的角度介绍衰老的过程，每个人衰老的共同点和后果。衰老不是一种疾病，也不一定与疾病有关。虽说如此，但衰老在很大程度上与疾病有关，其与疾病之间的界线也很难界定。因此，尽管要考虑伴随衰老的常见疾病，但本章旨在关注衰老的常识问题，并解释为什么一些疾病在老年期更多见。

（一）什么是衰老

在阅读本部分之前，请思考以下问题。

- 您怎么理解衰老？
- 您认为衰老会对机体的生理系统造成什么影响？

我们对衰老都有一个普遍的理解，因为我们在周围人身上看到了它，并且我们自身也经历了它。我们能看到衰老的迹象，以我们的皮肤（尤其是面部皮肤）和头发最为明显。我们还注意到，随着年龄的增长，人们的体态也会发生变化，通常情况下，他们在生理意义上变得不那么"苗条"。最终人们会随着年龄的增长变得行动迟缓，并遭受某种程度的记忆减退。但这些都是衰老的外在迹象。外在变化通常较表浅且很大程度上无关紧要，与外在变化相一致的是，身体的每个系统都会经历衰老。这些变化更为重要，尤其是衰老与疾病之间的变化，最终甚至决定我们的寿命。下文将介绍机体各系统的衰老。衰老的一般描述可能是，随着时间的推移，我们的身体失去了曾经拥有的能力和恢复力。生理学中的主导概念是内稳态，即维持持续稳定的内部环境。内稳态需要多个生理系统的整合，它的存在有利于所有系统和器官，但要确保基本特性，如体温、水化作用和酸碱平衡等不会偏离最佳功能水平太远或太久。随着年龄的增长，我们越来越不能维持这种稳定的内部环境。在一定范围内，这对大多数人来说并不是问题；然而，对于极端温度、脱水或任何其他生理挑战等情况，老年人的应对能力较差。我们的身体都有相当大的储备能力，但随着年龄的增长，储备能力会下降[1]。这在疾病状态下尤其明显，因为疾病可能对身体构成极端的生理挑战；一般来说，年轻人比老年人能更好地应对常见疾病。

（二）我们为什么会衰老

从生理学角度来看有以下两方面。

- 衰老的原因是什么？（即为什么我们不能永远保持年轻？）
- 导致衰老的基本过程是什么？

衰老的原因是什么

对衰老原因的思考将我们带入了衰老理论领域。关于衰老的理论有很多，在一些理论中，如"磨损理论"，很难区分因果关系，并不能真正解释为什么会发生生理性衰老现象。其他理论试图解释衰老的必要性，以及为什么我们不能保持年轻，甚至不能永生。只有在人类和宠物中才能真正观察到衰老。其他动物很少能以同样的方式衰老，因为它们很少能幸存下来体验衰老。此外，人类已经设法通过营养、卫生和医学的进步来延长寿命，并出于类似的原因强迫他们的宠物延长寿命。此外，尽管人们普遍认为最长寿命可能约为 125 岁（https://en.wikipedia.org/wiki/Maximum_life_span；2019 年 11 月 20 日访问），但人类的"正常"寿命约为 79 岁（https://www.factinate.com/things/50-interesting-facts-human-body/；2019 年 11 月 20 日访问）。据观察，人类的预期寿命稳步增长（https://en.wikipedia.org/wiki/Life_expectancy；2019 年 11 月 20 日访问），并预计将继续增长，偏远社区中的一些人达到了极端高龄，许多人现在活到 80 多岁甚至更高[2]。

关于衰老的两个主要理论是"一次性体细胞理论"和"拮抗多效性理论"[3]。这些理论在本质上都是进化论，试图解释为什么会发生衰老，以及衰老的必要性（理论的具体细节与此无关，但建议进一步参考阅读）。从本质上，他们都认为我们在生命的早期和发展阶段进行生理性投资的目的是繁衍，一旦度过繁衍期，我们的生理性投资就会减少。这种"投资"是针对机体的保护和再生功能的投资。随着年龄的增长，我们抵抗感染和伤后恢复的能力越来越弱。从某种意义上说，这具有相当大的表面有效性：随着年龄的增长，我们变得更加衰弱，多病共存现象（年龄增长、疾病累积）变得更加突出。

一、衰老的基本过程

最有可能导致衰老的生物学过程似乎存在于我们的基因中。除大脑之外，身体的每个结构都在不断更新和修复，这是通过产生新细胞来实现的，新细胞是体细胞经过有丝分裂而产生的两个理论上相同的子细胞。然而，子细胞很少与其母细胞完全相同，并且两个子细胞之间也很少完全相同。

在有丝分裂过程中，细胞核染色体中的遗传物质［脱氧核糖核酸（deoxyribonucleic acid，DNA）］进行复制。DNA 由双分子"碱基对"组成，子细胞中的碱基对大体上是一样的。然而，DNA 复制的过程并不完美，每次细胞分裂时都会积累"突变"[3]。突变是指在子细胞中出现的碱基对不同于其母细胞的情况，由于碱基携带遗传密码，所以这种突变的累积最终会造成遗传损失。如果细胞每次分裂时累积 10 个突变，那么在 2 次分裂后，随后的子细胞将会产生另外 10 个突变，并在整个生命周期和成千上万次有丝分裂中如此循环往复[4]。突变累积得越多，子细胞就会变得越不相同，身体的结构和功能就会受到越多的负面影响，直到累积的错误突变对身体造成灾难性的后果，使身体不再能够正常工作。随着年龄的增长，染色体末端结构（端粒）的长度会缩短，这与衰老有关，，如在一些早衰症患者中，端粒会缩短。端粒的确切功能尚不清楚，但它们可能会对染色体和遗传物质起到保护作用。由于我们的身体必须在一个相对富氧的环境中生存，氧化应激[5]成了 DNA 损伤不可避免的原因之一。当然，我们的身体依赖氧气，但它实际上是一种有毒物质。虽然我们认可氧是生命的积极成分这一事实，但它的化学反应性却很强，如与血红蛋白中的铁发生反应，形成一种"超氧化物"，毒性非常大。然而，我们的身体有一系列的机制来保护我们免受氧毒性。随着年龄的增长，这些机制也变得不那么有效。

神经细胞（如大脑中的神经细胞）不进行有丝分裂，因此不受遗传错误累积的影响。然而，由于缺乏有丝分裂，神经细胞的再生能力非常有限，损伤也很难修复。大脑中也会发生其他与衰老有关的变化，如异常蛋白质和受损区域的累积。此外，大脑由心血管系统供给，其他与年龄相关的心血管系统变化也会对大脑产生有害影响。

尽管一些研究者，如 SENS 研究基金会（https://www.sens.org/）的 Aubrey de Grey 等认为，人类不太可能无限期地活下去，甚至不太可能超过目前记录的最长寿命，即逼近百岁直至超过百岁的两位数。但是，正如老年人常说的："年老从不会单独存在。"作家 Jonathan Swift 在《格列佛游记》(*Gulliver's Travels*) 中预言了这一点，书中的主人公遇到了想象中的永远不会死的 Struldbrugs。Swift 写道，尽管他们长生不死，但他们仍会衰老，变得失明和秃顶，并遭受着衰老带来的其他痛苦。

二、癌症与衰老

癌症（虽不限于老年）与衰老有关，是细胞随着衰老而基因突变累积的结果。癌症患病率随着年龄的增长而增加[6]。癌症还与一些风险因素有关，如吸烟、日晒、辐射、生活方式及一系列被称为"致癌物"的有害化学物质等。随着年龄的增长，基因突变和风险因素的累积效应导致患癌风险增加，尽管没有这些风险因素癌症也会发生。机体确实试图通过"免疫监视"过程来抵御有害细胞，即发现并摧毁癌细胞，但是随着年龄的增长，突变的累积和机体抵御癌细胞能力的下降，会导致某些特定类型癌症的发病率增加[6]。

三、机体各系统的衰老

接下来将阐述机体的各个系统，以及衰老对它们的影响，总结见表2-1。

表2-1　衰老对机体各系统的影响

系　统	影　响
中枢神经系统	神经细胞丢失，神经传递效率下降，大脑萎缩
皮肤和头发	皮肤：脂肪层和皮脂腺流失，出现皱纹，弹性下降
	头发：色素沉着停止而变白
心血管系统	心肌萎缩，动脉粥样硬化
呼吸系统	胸腔萎缩，失去弹性
骨骼肌系统	骨骼肌：萎缩，肌张力和肌力下降
	骨骼：钙流失，身高变矮，关节改变
消化系统	胃酸和消化酶分泌减少，味蕾功能下降，运动功能降低
肾脏系统	滤过能力降低
感觉系统	眼睛（视觉）：瞳孔缩小，聚焦时间延长，晶状体增厚
	耳朵（听觉）：对高频的敏感度下降，对音调的辨别能力下降
	味觉和嗅觉：减退
	触觉：对热、冷和损伤的敏感度降低
内分泌系统	代谢率降低，垂体-下丘脑轴反应性下降
生殖系统	性欲和生殖功能可持续到70岁、80岁和90岁，女性性器官萎缩和阴道分泌的液体减少，男性精子产量减少，前列腺增大
免疫系统	区分"自我"和"非我"的能力下降

（一）中枢神经系统[6]

中枢神经系统由大脑和脊髓组成。如前所述，该系统中的细胞不因衰老而更新，亦不能再生。然而，它们能够绕过受损的区域形成新的神经连接，如患者脑卒中时。因此，从某种意义上说，虽然大脑和中枢神经系统不会像其他系统那样在有丝分裂过程中突变的累积而衰老，但它们确实会变老。通俗地说，随着年龄的增长，中枢神经系统的确"变慢"了。这种影响虽并不显著，但神经系统的工作速度（神经冲动的传递速度）变慢了，并可通过测试比较老年人与年轻人的反应时间检测到这一影响。然而需要强调的是，这种影响很小，并且不会对日常生活造成太大困扰。有时，衰老对大脑的影响被夸大了，许多说法都是关于记忆和性格的。例如，人们通常认为老年人的记忆力都很差，而且随着年龄的增长，老年人会变得更加固执。诚然，记忆会受到年龄的影响，我们记忆的效率大约从40岁开始下降，一直持续到老年。这一般不成问题，原因有两点：一是我们的大脑具有很大的储备容量，这种影响微乎其微；二是随着年龄的增长，我们学会了弥补记忆力的衰退。20多岁的年轻人可能不需要记录需要做的事情，但40岁及以上的人几乎都会保持记录的习惯。此外，混杂因素也在起作用，随着年龄的增长，至少在退休之前，我们的职业和社交生活也变得更加繁忙。然而，对于一些年轻人来说，记忆的丧失会干扰日常生活，称为年龄相关性记忆障碍（age-associated memory impairment，AAMI）综合征。这种情况虽不严重，但会持续存在。患有AAMI的人虽然可以正常生活（如能够开车去购物），但随后可能会忘记车停在哪里。当然，痴呆患者记忆障碍更加严重，甚至丧失记忆能力。目前尚不清楚AAMI是否一定预示着痴呆，以及痴呆是否为衰老不可避免的一个问题，但可以确定的是，痴呆是老年的一种状况，并且随着年龄的增长其患病率显著增加。它是一种以严重记忆丧失为特征的综合征，具有多种病因。首要病因是阿尔茨海默病，次要病因为血管性痴呆和路易体痴呆。痴呆还分为其他几种类型，并且患有一种类型以上者被称为混合型痴呆。阿尔茨海默病的特点是大脑中存在斑块和神经纤维缠结的破坏区域。该过程通常起源于海马体，然后扩散到大脑的外侧区域，尤其影响颞叶和胆碱能通路。阿尔茨海默病患者的脑容量明显减少。但是，由于脑部活检不能常规进行，阿尔茨海默病只能通过尸检确诊。值得注意的是，有一些令人困惑的关于阿尔茨海默病的案例。例如，一些人的脑容量大大减小，甚至可能在死后显示出斑块和神经元缠结的迹象，在生活中却没有显示出任何认知能力下降的迹象。不过，这些都是罕见病例。目前，阿尔茨海默病的病因尚不清楚，并且无法治愈。认知衰退的进程无法逆转，并且使用药物恢复胆碱能通路的疗效微弱且短效。虽然阿尔茨海默病和其他类型的痴呆并非因老年而不可避免，但是它与年龄密切相关。如果我们年纪足够大，很可能都会患上某种类型的痴呆。

关于性格，从对衰老的纵向研究中可以看出，性格是一种稳定的结构。如果我们生来就有一种特定的性格，我们会把这种性格带入老年，直至死亡。值得注意的是，纵向研究表明，在没有某种痴呆的情况下，智力不会随着年龄的增长而下降。智力由可变智力和固定智力组成。可变智力用于解决问题，固定智力则类似智慧。众所周知，可变智力会随着年龄的增长而减少，但整体智力却不会，因为随着年龄的增长，我们可以使用固定智力来补偿可变智力的变化。

（二）皮肤[7]

衰老表现最明显的器官是皮肤。这是因为皮肤覆于身体表面，肉眼可见，尤其是脸和手，头发同样可以显现衰老迹象。皮肤是一个由弹性蛋白和胶原蛋白组织构成的分层结构器官。我们可以在皮肤表面明显看到衰老迹象，但表皮是一层死亡的角质细胞，我们观察到的迹象是皮肤下层发生变化的结果。我们最先从脸和眼睛周围的皱纹中发现衰老的迹象。到了晚年，我们会发现周身皮肤开始松弛，这是衰老导致的弹性蛋白减少、皮肤弹性下降的结果。这意味着，随着年龄的增长，皮肤不再紧致，容易变形，复原的速度也更慢。皮肤随年龄增长变薄和变形的综合效应，导致皮肤容易受损。年老时由于免疫系统功能下降，愈合过程减慢，皮肤血供降低，修复速度也变慢。除了这些变化之外，皮下脂肪层也会随着年龄的增长而变薄，皮肤的保温作用减弱，对低温的抵抗能力下降。

（三）心血管系统[8]

心血管系统由心脏和血管组成，会随着年龄的增长受到不利影响。但是心血管系统拥有相当大的储备能力。换句话说，健康的老年人能够适应心血管系统的变化，只有当系统受到挑战时，衰老的影响才会显现。例如，对一个人来说，随着年龄的增长，跑去赶公共汽车会变得困难，但日常生活却不会受到影响。衰老对心血管系统的影响有三个方面：血管弹性丧失、动脉粥样硬化，以及对心肌存在影响。心血管系统血管弹性的丧失由构成血管的蛋白质老化引起。这种意味着心血管系统不能随着我们年龄的增长而迅速适应，从而不能像我们年轻时那样良好适应血压的变化。由动脉壁脂肪和钙沉积导致的动脉粥样硬化加剧了这一改变。心脏由肌肉组成，肌肉会衰老萎缩，这意味着随着年龄的增长，血液不能有效地循环，心脏变得难以适应身体不断变化的需求，尤其当血液循环需要增加时。

（四）呼吸系统[9]

呼吸系统因衰老而出现肺容积减少和肺弹性下降。后者由肺结构中弹性蛋白的减少引起。与心血管系统一样，呼吸系统具有相当大的储备能力，我们在进行日常活动时很少会用到肺全部容量。然而，如果我们通过剧烈运动挑战肺功能，便会观察到衰老的影响。年轻人的肺活量比老年人大，这是因为老年人肺弹性减弱和肺容量降低影响了肺功能，主要表现在肺通气和肺换气的能力下降。当然，呼吸系统和心血管系统协同工作（有时也称为心肺系统）将氧气输送到血液中，很难单独考虑其中一个系统。

（五）骨骼肌系统[10]

骨骼肌系统由骨骼和骨骼肌组成，都易受衰老的影响。骨骼随着年龄的增长，密度逐渐降低。这一过程即为骨质疏松，在男性和女性身上都会发生，但只有当它引起问题时（如骨骼塌陷或断裂，甚至出现自发的病理性骨折），才会被确诊为骨质疏松症。骨骼中发生的其他变化分别影响骨骼和脊髓。随着年龄的增长，负重关节（膝关节和髋关节）会累积损伤，导致骨关节炎，这不同于类风湿关节炎，在极端情况下，会导致疼痛和行动不便。这是自然衰老的一部分，但并非每个老年人都会被确诊为骨关节炎。在脊椎中，分隔和缓冲椎骨的椎间盘变薄，会导致脊椎出现一定程度的向后弯曲畸形，即脊柱后凸，人们则越来越多地呈现出弯腰或"驼背"姿势。这些椎间盘的变薄缩短了椎体间距，导致身高变矮。同样，这些变化是很正常的，但对少数人来说可能会成为问题。骨骼肌组织随着年龄的增长而萎缩，导致肌肉体积减小，进行性肌力下降。这本身并没有问题，因为与许多系统一样，肌肉组织也具有相当大的储备能力，但随着年龄的增长，再加上衰老对心肺功能的影响，尤其是在挑战极限运动或不习惯的运动时，肌肉的功效会下降。

（六）消化系统[11]

消化系统（从口腔至肛门）的一个主要组成部分是平滑肌，就像身体的所有肌肉一样，通过萎缩而老化。然而，衰老对消化系统的影响微乎其微，但往往被夸大了。随着年龄的增长，由于平滑肌功能的减弱导致便秘的可能性很小，但便秘是多方面的（包含其他生理和行为原因），因此很难区分衰老对消化系统平滑肌的影响。其他系统的变化，如感觉系统（嗅觉和味觉），也会对消化系统产生影响，因为老年人的饮食习惯可能会发生变化。有证据表明，消化系统的分泌和吸收功能会随着年龄的增长而下降；同样，在正常情况下，这可能仅产生最小效应。

（七）肾脏系统[12]

肾脏系统由肾脏和膀胱组成。衰老主要影响肾脏，会导致肾脏体积缩小，血液滤过能力下降。这在正常健康情况下没有影响，但在疾病状态下，尤其是肾脏受到影响时，可能会诱发肾衰竭。随着年龄的增长，肾脏滤过率降低的一个后果是血液中药物清除率的下降，这可能会改变其治疗指数。因此，与年轻人相比，老年人可能需要服用较低剂量的药物，并且也会产生不良反应。

（八）感觉系统

人们通常把感觉系统分为视觉、听觉、触觉、味觉和嗅觉这"五感"来探讨，本部分将依次讨论这五种感觉。

1. 视觉[13]　视力很难不受衰老的影响。随着年龄的增长，配戴眼镜变得越来越普遍，这主要是为了矫正因眼球晶状体变形而产生的远视。随着年龄的增长，由于眼球视杆细胞和视锥细胞的生化调节，我们对光线变化的适应能力下降，眼球的外表面变得越来越不透明，在白内障患者中会发展得更快。

2. 听觉[13]　衰老的另一个几乎不可避免的特征是听力下降。随着年龄的增长，我们听力范围会缩小，内耳骨融合在一起，导致声音从外耳传到内耳的骨传导能力减弱，造成正常语音范围内的听力困难，从而导致一定程度的耳聋。

3. 触觉　触觉随着年龄的增长而下降，这包括冷、热和痛的感觉。

4. 味觉和嗅觉　很难区分味觉和嗅觉，因为味觉在很大程度上依赖于我们的嗅觉。味觉和嗅觉都会随着年龄的增长而退化，嗅觉退化会加剧味觉退化。

（九）内分泌系统[14]

与其他系统一样，内分泌系统也会受到衰老的影响，表现为内分泌系统对身体变化的反应性降低。大脑和内分泌系统之间由下丘脑－垂体轴连接，大脑感知到的变化通过下丘脑－垂体轴传递给垂体系统，垂体系统反过来控制内分泌系统。下丘脑－垂体轴的反应性随衰老而下降，其中一个表现是随着年龄的增长，当我们改变时区和在温差较大的地区间移动时，内分泌系统的适应能力会下降。

（十）生殖系统[15]

生殖系统的变化与内分泌系统的变化有关，内分泌系统释放雌激素和睾酮。这些激素分别负责女性和男性第二性征的发育并实现生殖潜能。随着年龄的增长，性激素水平下降，两性均表现出性欲下降。然而，女性生殖系统会在40—50岁发生突变，称为更年期，症状和表现虽因人各异，但以潮热和绝经为主，最终排卵停止，丧失生育能力。男性群体中，衰老对其生殖系统的影响也各不相同。但总的来说，影响并不严重，也不会出现突变。男性虽会发生性欲减退和勃起功能障碍，但可继续产生精子，并保持生育能力直到老年。

（十一）免疫系统[16]

随着年龄的增长，免疫系统功能下降，抗感染能力下降。免疫系统识别自我和非自我的能力也随之降低，自身免疫现象（免疫系统攻击和破坏自身正常组织）发生率增加，会导致类风湿关节炎等常见疾病。这并非自然衰老，但是随着年龄的增长变得更为常见。

四、生理性衰老的后果

衰老对任何个体来说都是不可预测的，它对老年人这一群体的影响巨大。正常衰老和病理性衰老间的区别很难界定。此外，虽然衰老并非疾病，但对一些人来说，衰老对多个机体系统的综合影响可能会造成损害，从衰弱（逆境适应能力及日常生活活动能力的普遍下降）到多病理状态（多个病理状况同时存在）。随着年龄的增长，衰弱和多病共存的患病率上升，导致多重用药率上升（同时使用多种药物）[17]。随之而来的是药物间相互作用和不良反应的问题。这对于老年人来说是一个特殊的问题，如前所述，老年人肾脏滤过率下降，需要减少许多药物的使用剂量。

五、减轻衰老的影响

衰老是无法延缓、停止或逆转的。衰老的影响能在多大程度上得到缓解也是有争议的，但有人提出了健康衰老的标志物[18]。对于弱势群体来说，延缓衰老对大脑的影响或预防痴呆的证据是复杂的。与人们通常所认为的不同，衰老对大脑的影响并不能通过解决谜题或从事智力活动来延缓。而有证据表明，体育锻炼（尤其是终身锻炼）对大脑有益。就衰老对身体的影响而言，锻炼绝对有益于骨骼肌系统、心血管系统和呼吸系统。简而言之，负重锻炼对骨骼有益，不仅利于预防骨质疏松，还能同时保持肌肉含量和力量。同样，老年人运动也可以改善心输出量和呼吸功能。显然，更好的是进入健康老年状态，但老年时进行锻炼也是有益的；锻炼永远不会太迟。

结论

身体的生理性衰老是不容置疑的。生理性衰老的原因尚不清楚，对其发生发展的认识也是模糊的。虽然衰老的原因很大程度上取决于我们的基因，但导致生理性衰老的因素却是多种多样的。

推荐阅读和相关网址

［1］ Theories of ageing are reviewed in this excellent article by Kunlin Jin (2010) titled 'Modern biological theories of aging' published in Ageing and Disease: https://www.ncbi.nlm.nih.gov/pmc/articles/PMC2995895/

［2］ Aubrey de Grey believes that ageing can be halted, allowing people to live forever. It is worth listening to this charismatic and effective public speaker, whether or not you agree with him. George Williams (see Antagonistic Pleiotropy Theory of Aging below) believes that anti-ageing research is a fundamentally foolish endeavour, a 'chase after the fountain of youth'. https://www.ted.com/talks/aubrey_de_grey_says_we_can_avoid_aging

［3］ Ageing is not necessarily accompanied by disease, but some diseases are more common with and appear to be related to ageing and they are reviewed here: https://www.age.mpg.de/healthy-ageing/age-related-diseases/dementia/

［4］ Baltimore Longitudinal Study of Aging. One of the longest established studies of ageing; access requires registration here: https://www.blsa.nih.gov/

［5］ Can Science extend lifespan and improve the quality of late-life health? Dr. Jennifer Tullet, Biosciences lecturer and researcher at the University of Kent, discusses current research into the ageing process (mostly about worms, but very interesting). https://www.youtube.com/watch?v=qRn5hHJi_Ds

［6］ The Lothian Birth Cohort of 1921 and 1936. These longitudinal studies of ageing are amongst the most definitive on the effects of ageing on cognitive function, physical function and health, and the complete list of publications can be accessed here:https://www.lothianbirthcohort.ed.ac.uk/

参考文献

［1］ McDonald RB (2014) Biology of ageing. Garland Science, New York.

［2］ Edwards EA (1973) Extreme old age. JAMA 225(4):419–419.

［3］ Kirkwood TBL (2011) Systems biology of ageing and longevity. Phil. Trans. R. Soc. B. 366:64–70.

［4］ Partridge L (2010) The new biology of ageing. Phil Trans R Soc B 365:147–154.

［5］ Finkel T, Holbrook NJ (2000) Oxidants, oxidative stress and the biology of ageing. Nature 408:239–247.

［6］ de Magalhães J (2013) How ageing processes influence cancer. Nat Rev Cancer 13:357–365.

［7］ Nigam Y, Knight J (2017a) Anatomy and physiology of ageing 11: the skin. Nurs Times 113(12):51–55. https://www.nursingtimes.net/roles/older-people-nurses-roles/anatomy-and- physiology-of-ageing-11-the-skin-27-11- 2017/. Accessed 6 Sept 2019.

［8］ Knight J, Nigam Y (2017b) Anatomy and physiology of ageing 1: the cardiovascular system. Nurs Times 113(2):22–24. https://www.nursingtimes.net/roles/older-people-nurses- roles/anatomy-and-physiology-of-ageing-1-the-cardiovascular-system-31-01-2017/.Accessed 6 Sept 2019.

［9］ Knight J, Nigam Y (2017c) Anatomy and physiology of ageing 2: the respiratory system. Nurs Times 113(3):53–55. https://www.nursingtimes.net/roles/older-people-nurses-roles/ anatomy-and-physiology-of-ageing-2-the-respiratory-system-2-27-02-2017/.Accessed 6 Sept 2019.

［10］ Knight J, Nigam Y, Hore N (2017a) Anatomy and physiology of ageing 10: the musculoskeletal system. Nurs Times 113(11):60–63. https://www.nursingtimes.net/roles/older-people-nurses-roles/anatomy-and-physiology-of- ageing-10-the-musculoskeletal-system-30-10- 2017/. Accessed 6 Sept 2019.

[11] Nigam Y, Knight J (2017b) Anatomy and physiology of ageing 3: the digestive system. Nurs Times 113(4):54–57. https://www.nursingtimes.net/roles/older-people-nurses-roles/ anatomy-and-physiology-of-ageing-3-the-digestive-system-27-03-2017/.Accessed 6 Sept 2019.

[12] Andrade M, Knight J (2017) Anatomy and physiology of ageing 4: the renal system. Nurs Times 113(5):46–49. https://www.nursingtimes.net/roles/older-people-nurses-roles/anatomy-and-physiology-of-ageing-4-the-renal- system-02-05-2017/. Accessed 6 Sept 2019.

[13] Knight J, Wigham C, Nigam Y (2017b) Anatomy and physiology of ageing 6: the eyes and ears. Nurs Times 113(7):39–42. https://www.nursingtimes.net/roles/older-people-nurses- roles/anatomy-and-physiology-of-ageing-6- the-eyes-and-ears-26-06-2017/.Accessed 6 Sept 2019.

[14] Knight J, Nigam Y (2017d) Anatomy and physiology of ageing 7: the endocrine system. Nurs Times 113(8):48–51. https://www.nursingtimes.net/roles/older-people-nurses-roles/ anatomy-and-physiology-of-ageing-7-the-endocrine-system-31-07-2017/.Accessed 6 Sept 2019.

[15] Knight J, Nigam Y (2017e) Anatomy and physiology of ageing 8: the reproductive system. Nurs Times 113(9):44–47. https://www.nursingtimes.net/roles/older-people-nurses-roles/ anatomy-and-physiology-of-ageing-8-the-reproductive-system-29-08-2017/.Accessed 6 Sept 2019.

[16] Nigam Y, Knight J (2017c) Anatomy and physiology of ageing 9: the immune system. Nurs Times 113(10):42–45. https://www.nursingtimes.net/roles/older-people-nurses-roles/anatomy-and-physiology-of-ageing-9-the-immune-system-21-09-2017/.Accessed 6 Sept 2019.

[17] Cantlay A, Glynn T, Barton N (2016) Polypharmacy in the elderly. InnovAiT 9(2):69–77.

[18] Mathers JC, Deary IJ, Kuh D, Lord JM, Khaw K-T, Lara J, Nussan J, Cooper R, Ginty A (2012) Guidelines for biomarkers of healthy ageing. Medical Research Council, London.

第3章
老年人生活史：社会理论与老年社会学
Life History of Older People: Social Theories and the Sociology of Ageing

Susan Thornton **著**

宁 宁 陈佳丽 王立群 **译** 张 莉 杨 莹 **校** 李高洋 程 莉 **审**

学习目标

本章将使您能够：
- 明确自老龄化社会学中产生的理论如何改变、塑造个人变老的过程。
- 了解叙述和传记对提升个人幸福感的重要性。
- 反思如何在一系列卫生和医疗健康环境中利用"生活史"的方法加强对老年人的护理。

老龄化是一个多层面的复杂现象，生物、社会心理、文化和精神因素在决定衰老及如何衰老方面发挥着至关重要的作用。正如 Phillips 等观察[1]时所发现的那样，衰老的各个方面都是密切且不可分割的：生物衰老（衰老的物理过程）与我们的心理、精神和社会幸福感相互决定，相互影响。

本章将明确地关注老龄化的社会学层面，即社会是如何影响我们对老年人的态度，进而在卫生和医疗健康方面，明确对老年人护理质量的问题。作为老年学（老龄化研究）的一个分支，它将借鉴社会学和老年社会学这类基础学科的内容，这在目前的卫生和医疗健康研究领域十分流行[1-3]。生活史或生活故事/传记这些方法作为嵌入和演变的社会学话语，其性质和重要性也将在本章内探讨。

在整章中，鼓励读者通过案例练习和反复实践的方式，探索并反思这些理论在实际护理环境中的应用情况。为个人提供了审视自己对年龄和老龄化看法的机会，这对于有效满足老年人在各种护理环境中的护理需求至关重要。

一、年龄与老龄化社会学理论

人们有许多不同的方式来看待和理解社会。关于社会是如何运作的问题，社会学家的理论立场取决于他们的个人偏好或价值立场[4]。由于理论立场要点众多且复杂，尝试对已出现的一些主要立场进行简化和分类，并突出它们在卫生保健部门与老年人合作方面的重要性，特别是有一些关键的思想观点是生活史方法的基础和内容。

（一）传统方法

社会学理论从广义上可分为"自上而下"或"自下而上"两种解释社会的理论，这些理论也会反过来影响社会的研究，以及影响可以促进社会幸福感的措施。"自上向下"理论提供了宏观或结构性的观点[4]。这些是构成社会结构的不同组成部分或基础相互作用的方式。例如，当一个人被视为老年人时，经济、政治、宗教、教育和医疗保健方式在其生命历程后期发挥了什么作用？与此相反，"自下而上"理论或微观的社会行为视角强调在生活中的经历和选择等个人决策的行为。这反过来也会影响我们对人生的态度和对老年生活的期望，而不是由社会控制我们对老年生活的态度和体验[4]。

社会学家关注的另一个难题是共识与矛盾。社会是和谐有序地存在（通过共同的目标、价值观和信仰体系），还是以分裂和不平等为特征地存在[1,4]？这两个前提在医疗健康和老年人的社会地位方面都有许多潜在的应用。例如，随着人们年龄的增长，他们是否倾向于"脱离"包括工作在内的正常的社会角色及社会交往［一种使权力从老年人转移到年轻人的存在于老年人和社会之间的互惠互利的交易，进而实现一个自然（进化）的社会秩序的持续稳定？］，以及老年人通过采取新的角色和社会身份或继续按照他们年轻时获得的生活方式信仰和行为，以保持在老年时期的活跃是否对社会（及老年人本身）有益[4]？尽管不同的人对老年人为实现这一目标可采用的方式有不同的看法，但每种方法都强调了维持和谐稳定社会的必要性。

相反，广泛的批判社会学领域中的现实理论家关注的是权力关系的不平等、不平衡和结构性因素的作用方式，其中包括财富和特权会压迫和不利于某些社会群体，如老年人和弱势群体[3,4]，这个主题有很多演变。例如，将老年人权利和影响的丧失归因于工业化和现代化的发展，或者表明一个人的地位和声望是如何由他们所属的年龄组或阶层所决定的，进而决定了他们获得社会机会和资源的机会。这包括调查特定的社会机构，如一个地区包括公有医疗健康系统在内的福利系统，可能会使老年人产生依赖并削弱其权力，并没有帮助到他们[5]。

（二）现代方法

一些解释老龄化的现代社会学方法更加细致入微且注重个人主义立场，专注于发生在我们自己衰老过程中微观层面的相互作用，并对其进行定义。例如，Larson Tornstam 的发展理论提出，随着年龄的增长，我们往往超越年轻时有限的狭隘的生活观，变得不那么以自我为中心，更享受专注于有意义的事情[6]。这包括回忆和重新审视我们的生活及我们所做的选择。对过去生活进行回忆及提出有意义解释的能力，与生活史的概念有着重要的关系，这将在接下来的章节中进行扩展。

有些结论已经被证明可提高发展理论相关的治疗效果和生活满意度，其中包括更高的生活满意度、增加的退休弹性，以及增加动力和促进身心健康[6]。此外，正如 Rajani 和 Jarwaid[6] 观察到的，Tornstam 的理论很有趣，作为一个自然过程，它在各大洲的文化和护理环境中具有普遍适用性。同时从护理照护的角度来看，它为护士和其他卫生保健实践者提供了一个潜在的、有用的参考框架，以促进人们对老龄化的积极态度。

二、年龄歧视、污名化和刻板印象

社会对老龄化的态度、社会刻板印象的性质和持久性是社会老年学家关注的一个关键问题。尽管大多数研究主要关注这些过程对老年人的影响及对老年人福利的不利结果[7-9]，但偏见和压迫可能发生在生命过程的任何阶段。年龄歧视指的是由于人们的年龄而对他们区别对待，通常不太友好。年龄歧视源于偏见和不宽容的信仰体系，它们的基础往往是破坏性的和不恰当的刻板印象。刻板印象指的是对人或社会群体持有的一套固定的和过度概括的观点。负面的刻板印象会产生对差异的恐惧，一些人会被认为"不同"或"另类"而被用社会特征贴上标签，这是不可接受和不可取的。这造成了污名化的结果，是被社会其他成员通过歧视性和排斥性行为"制订"的，可能会被个人"感觉"是耻辱的标志[10]。

针对老年人的年龄歧视被认为是基于一系列关于老年人能力和社会价值的"错误观点"或误解。老年人可能会将这些价值观内化，从而加强和延续社会上其他年龄段人员对其的刻板印象[7,10]。通常来说，西方社会被认为比东方社会更存在年龄歧视，他们更关注身体功能的衰退、认知的下降及经济上的劣势，而不是精神上的成长和老年获得的智慧。然而，这两种观点都受到了挑战，因为年龄歧视在所有文化边界上都普遍存在，而社会和经济资源的可获得性是决定我们对老年人态度的最重要因素[11]。此外，老年人不仅可能遭受基于年龄的歧视，而且往往会受到多重压迫，涉及种族、族裔和性别等其他社会类别的交叉，这可能导致严重贫困、健康不佳、住房不利和社会孤立，造成社会歧视的"双重"，甚至"三重"危害[12]。

（一）年龄歧视的影响

年龄歧视的潜在范围及影响较为深远。在卫生和医疗健康的背景下，观念和误解往往是根深蒂固的，难以改变，严重影响护理质量，并普遍存在于各种医疗健康体系中[9]。这种年龄歧视往往是不明显的，而且是通过无意识的偏见而不是明确的行动和行为来表达，因此可能成为日常生活中普遍现象[13]。

对医疗从业者来说，认识到我们对老龄化存在不明显的，甚至是根深蒂固的偏见和观念是至关重要的，可以确保我们保持非批判性的态度，并尽可能提供高质量的护理。针对这一问题，已经制订了一些举措来消除医务人员的年龄歧视，并在本地和国际上提供了一些高质量实践的优秀案例[14,15]。

所有国际文献越来越强调成功和积极老龄化[2]的重要性。这两个概念都试图以更积极的形象来消除对老年人的传统负面刻板印象，并强调老年人在晚年可以做出的社会价值和贡献，强调利用在生命过程中获得的才能、经验和技能来促进健康的重要性。然而，这种方法也受到了严厉的批评，被指责给予"年轻的老年人"特权，而不是"体弱的老年人"[2,3]。这低估了老年人的经验价值,他们由于共存疾病和生活依赖可能无法满足"快乐老年学"范式设定的标准[3, p.93],但同样可以认为他们的生活是有价值的[2]。

在微观互动层面上,其他研究者关注的是促进代际关系打击年龄歧视和误解的优势,以及在代际关系倡议中共享代际活动方面的好处[14, 15]。群体间联系可以通过多种方式进行,如通过家庭关系、友谊、社会和医疗健康联系及日常互动[14]。所谓的好处包括减少对老年人的负面态度和破坏性的年龄刻板印象,从而有助于消除直接和间接的年龄歧视,为建立友谊和更紧密的代际关系提供机会[14]。

以下实践案例说明了如何在卫生和医疗健康环境中实施代际方法。

实践案例:代际游戏在老年护理中的作用

Maria 是一名活动和生活方式治疗师,在一家为轻至中度认知障碍的老年居民提供住宿护理的机构工作。她最近开始担心居民之间缺乏互动,而且明显不愿意参加一些社会活动。然而,Maria 注意到,在有孩子经常来探望陪伴的情况下,一些老年人似乎变得更加活跃,并积极参与到周围的环境中。

Maria 在每周的员工会议上提出了这个问题。Johan 是一名注册护士,他最近阅读了一篇关于代际游戏优点的文章,并想知道是否有可能在他们的机构中引入类似的计划。在与机构经理讨论并确保安全操作的法律和专业指南到位后,Maria 设计了一个消遣疗法的方案,促进了三代人之间的互动:年长的居民、儿童照护者(父母的亲属和保姆)和学龄前儿童。由一名康乐治疗师主持每周 2h 的会议,会议涉及各种共享活动,其中包括唱歌、烘焙、绘画,以及结构化和非结构化的游戏,并开始了 1 个月的试用期。

活动反馈表明每个人都从这项活动中受益,并提高了对不同年龄组需求的认识和理解。对于老年人来说,这似乎为他们提供了新的生活热情,让他们结交新朋友,让他们对角色和目标有了更明确的定义,并增加了他们的尊严感。

（二）语言的影响

社会互动中有一个有趣的方面是语言的作用，它对我们的信仰和行为方式有着重要的影响，这导致出现了一个被称为 Sapir-Whorf 假说的理论难题。简单来说，到底是语言决定思想还是思想决定语言[16]？语言的力量是不可否认的。当我们提到"可怜的老年人""可爱的小老太太"甚至"老年人"时，我们反映的不仅是年龄歧视，而且是巨大的性别刻板印象，刻板印象会对人的角色、意图和能力自动作出破坏性的假设。同时还存在通过同质化（将所有老年人归为一种社会类别）和婴儿化（将老年人视为儿童）的过程贬低个性和人格的风险，因此，我们无法选择、控制和自行决定[10]。

在卫生和医疗健康方面，人们经常使用强有力的语言来描述全球人口结构的变化，如人口的"老龄化"或"银色海啸"，以及由此导致的医疗资源负担的增加。Jenny Bristow[17]把这种情绪化和同质化的词汇称为"末日论"，认为这体现了更广泛的老年恐惧症，即老年人口的增加对更多人的福利构成了威胁。

思考练习

改变我们使用的词语能改变我们对老年人的看法吗？

回想一下您在自己工作场所中用来描述老年人的术语和表达方式。
- 他们会产生关于变老的积极还是消极的印象？
- 这对对待老年人的方式有影响吗？
- 语言和术语的改变会直接影响我们为老年人及其照护者提供的护理质量吗？

语言在决定我们如何看待老年人方面发挥了重要作用，同时它也是老年人传达交流他们的生活故事、希望、梦想和愿望的重要媒介。例如，他们过去是什么样的人，现在又想成为什么样的人。这会帮助我们消除偏见及刻板印象。后文将考虑如何将叙述过去和叙述现在作为一种治疗工具，以促进以人为本的富有同情心的护理。

三、生活史方法的介绍与起源

衰老不应该被视为一个单一的事件，而应被视为生命历程的自然延续和以往生活经验的顶点。我们的存在有许多不同的维度，这些维度（家庭、工作、休闲、爱、恨和恐惧）使我们成为今天独特的人。一个人的现在与过去有着千丝万缕的联系。生活史方法使老年人能够交流他们的生活故事，连接过去和现在，使我们作为照护者，了解除诊断信息以外的患者本人[18]。

生活史方法由人类学家首创，后来被社会学家采用，以便更好地了解社会群体的生活经历，如美洲土著印第安人和其他土著社区[4]。后来被象征性互动理论的社会科学家改编并应用于医疗领域，如 Erving Goffman 在其对机构环境中心理疾病经历的里程碑式研究中进行应用[19]。该方法的重要性和实用性在当代老年护理文献中得到了广泛的复兴，并被认为是提供以人为本的护理基础[20]。

（一）生活故事集的定义

从本质上讲，生活史也称为传记或生活故事集，被当作是一种实际的干预手段，目的是促进以人为本的护理[18]。关于首选术语，大多数当代权威倾向于采用"生活故事集"的表达，也许是为了将这种非常具体的应用与社会科学中更广泛的方法论方法区分开来。因此，这也将是本章其余部分的首选术语。

正如我们在前文中所提到的，对往往一概而论的老年人破坏性的刻板印象产生作用，其前提是基于所有的老年人共同的负面特征，这些特征不允许存在差异和个性。对于卫生和医疗健康从业人员来说，这可能会阻碍我们提供以人为本的整体护理。生活故事集有助于我们从讲故事的人的角度来使生活形象化[20]。这有助于我们消除对老龄化的误解，同时提供了一个框架，我们可以利用这个框架来理解老年群体的独特性，并确保他们本人、他们的家人和（或）照护者的护理需求是护理规划过程的核心[21]。本章末尾进一步举例子说明了老年人提供的叙述除了能改善认知和身体功能外，还可以更清楚地让他人了解他们的世界。

生活故事集特别适用于痴呆护理领域，在这一领域，老年人往往无法传达其身份的具体特征。Tom Kitwood 在实施以人为本的护理来保护痴呆患者人格的开创性工作中，强调了传记在帮助恢复自尊和社会认同方面的重要性[22]。此外，从痴呆患者的角度理解和验证那些通常看似具有挑战性或非理性的行为是至关重要的。采用生活史方法能够"深入"了解老年人的过去，这反过来有助于理解他们的现在，从而实施适当的策略和技术来避免创伤事件的升级[18, 23]。

> **思考练习**
>
> 想想您的生活中什么对您来说是重要的，简要记录以下内容。
>
> - 您看重什么？
> - 您看重谁？
> - 生活中什么东西有助于提升您的自我意识？
> - 哪些事情使您成为您自己？
>
> 想象一下，您处于无法把这些重要的个人特征告诉您周围人的情境下。
>
> - 您会有什么感觉？这会如何影响您自己和其他人对您社会价值的看法？
> - 作为一个个体，您认为哪些事情最能够定义您？

上述提到的所有因素通过决定我们的个人需求和抱负，来确立我们作为一个人的地位。否认或忽视这些存在的要素会导致我们失去自主权和社会的尊重，导致社会退步。了解和尊重一个人的独特传记可以使他们感受到自我价值，在他们未来的照护和幸福中发挥重要作用。

（二）生活故事集的优点和应用

生活故事集的优点已经在多篇文献中进行了叙述[18, 20, 21, 23]。这些内容都侧重于修复人格、加强协作和同伴关系，以及增强创造能力、认知水平、人际交往和实践联系。从老年人的角度来看，获取对重大事件和过去成就的记忆可以培养自豪感，恢复尊严和自尊，以及建立抗压能力[18, 21]。积极参与护理过程可以产生一种主人翁感和自主决策感，披露的信息及披露的方式可以对他们未来的护理有所影响。此外，与回忆过程相关的优势可能不仅仅局限于心理健康方面。回顾过去也可能导致身体活动能力的改善，如展示老年人在他们生命早期的平衡的动作和活动[24]。

有研究报道，家庭成员也可以通过增强使命感而获益，清晰地认识他们在关怀关系中的角色会使他们以不同的、往往更积极的方式看待其所爱的人[18, 21]。对于护理从业人员来说，参与创作生活故事集使他们能够了解患者除诊断之外的其他信息，从而使他们能够更好地识别和满足老年人独特的护理需求。

然而，生活故事集并非没有批评者。一些评论家[18, 21, 25]建议在采用这种方法时要谨慎，因为回忆过去的事件有时会令人痛苦，可能会唤起痛苦的记忆，并提醒人们事与愿违的损失。这对于有记忆问题的老年人更是这样，所以生活史方法需要谨慎明智地应用[21]。医疗专业人员的时间限制、缺乏经验知识和信心的问题属于需要被认识和解决的其他潜在障碍[18, 21]。因此，一些权威人士如Grøndahl等[25]认为，"能够明确确定生活故事集有益的研究基础是有限的，需要更严格的调查来全面评估这种流行和广泛的干预措施的影响"。

（三）制作生活故事集的格式、工具和流程

正如 Thompson[21] 所观察的那样，在介绍生活故事集时仔细规划是必不可少的。其中有几个关键的考虑因素，总结如下。

- 需要哪些信息？
- 如何获得和保存？
- 为什么需要它？

信息收集将集中于收集与老年人过去、现在和未来偏好有关的个人传记细节，捕捉和保存他们在生命历程中获得的宝贵记忆[25]。通过捕捉和记录日常生活中的好恶、爱好、兴趣和个人特质，创造出老年人想要被看到的形象，而不是通过年龄、疾病状态或其他一些社会偏见。捕捉个人的亮点、成就和成功，对于灌输自豪感和恢复自尊也至关重要，而自尊可能因健康问题、智力能力下降和身体依赖增加而受到打击[21]。

在实施生活史方法时，时间、隐私和实际活动节奏的重要性是首要考虑因素[18]。无论是对于老年人还是他们的亲属来说，在短时间内获取信息可

能比冗长的正式访谈更可取。老年人的意愿和保密的需要始终是最重要的。此外，执行生活史方法的目的需要明确并得到所有相关人员的同意，如果老年人选择拒绝，那么必须尊重这一点[21]。

正如 Kindell 等[23] 所指出的，可以用多种形式制作生活故事集，其中包括生活故事书、拼贴画、DVD、回忆录或记忆盒。档案文件提供了老年人个人叙述的摘要，相对容易编写，因此在繁忙的急症护理环境中具有实用价值。可以通过相关支持研究的互联网访问获取各种免费模板（请参阅推荐阅读）。

就实在的触觉属性而言，硬拷贝的生活故事资源无疑是有用的。触摸亲人的照片、拿着个人纪念品或过去的纪念品可以唤起一系列的情绪和记忆，引起一系列的感官反应，包括快乐和悲伤在内，已被证明在回忆工作中特别有益[25]。随着技术和数字资源的增长，社交网络平台和应用程序作为捕捉、存储和更新生活故事素材的一种手段发挥了极大的优势[21]。事实上，有一些商业应用程序可以让老年人通过上传照片和音频信息来整理珍贵的记忆。像"英国痴呆"（Dementia UK）这样的网站提供了一些更受欢迎的在线资源摘要（请参阅推荐阅读）。

然而，人们意识到，并不是所有的老年人都能轻松自如地使用数字资源，可能是缺乏使用数字资源所需的技能、动机或思考能力。数字设备的可获得性和经济上的可负担性也可能是一个潜在的障碍[21]。尽管如此，作为相较更传统的生活故事集工作的辅助手段（各种形式的新技术），其重要性和使用率日益增加，它们可能会在后代中更受欢迎，因此，作为医护人员，我们应该意识到这些技术的潜力。

老年人和其他重要的人（如家庭成员和照护者）的直接参与对于成功实施生活史方法是至关重要的，这同时完成了赋权和授权。因此，护理专业人员与患者间的关系应该是包容、相互支持和合作的，而非一方是临床专家，另一方为被动的接受者[18]。这包括了从一开始和老年人商量，鼓励他们根据生活故事集的目的、方法和预期结果做出决定。毕竟这是他们的故事，这也应该是护理工作最主要的动力。下面的例子可以作进一步的论证。

（四）拓展

老年人讲述跌倒：关于勇气与忍耐的故事

Clancy 等[24]在挪威北部进行了一项研究，探索了 5 个护理机构中老年人对跌倒和预防跌倒的看法。研究采用了叙述的方式，让老年人根据自身经历讲出自己跌倒的原因、自己的看法及跌倒事件的首要因素。该研究旨在从老年人观点出发，为未来的跌倒预防和健康促进策略提供信息和背景支持。

研究中发现，对于研究者们认为最重要的实际跌倒的经历，而老年人的观点并非如此。他们不会老想着跌倒的影响和后果，他们认为重要的是有机会能够讲一讲关于以前的生活、体力及耐力的事情。讲述之前的故事让他们重获新生，产生目标感和生活的掌控感。

作者将这一变革性的过程描述为一种"精神时间旅行的形式"，这能唤起人们对力量、活力和幸福的记忆。为了阐述这种回忆过去的好处，他们举了一个活动能力严重下降的居民的例子，他常常因为严重的疼痛感而无法行动，但当有机会讲述他的生活时，他成了一个"多面能手"。讲故事似乎能使他们克服跌倒带来的耻辱和尴尬，促使患者回想起他们能做的事情，而不是他们无能为力的事。恢复对以前能力的回忆似乎使老年人的自我认同、自尊和社会价值得到了重视。

这项研究还具有启发性，因为它阐述了老年人实际关心的事，而不是我们作为健康和社会护理专家认为的优先事项。

- 专注于您自己的实践领域，试图找出这样的特殊情况，即健康和社会护理从业人员和您护理的老年人在护理优先级上意见不同的例子。
- 探索使用生活故事集的方法，以此帮助克服对于护理目的及护理结果中期望不匹配的问题。

结论

以人为本的护理理念对于促进老年人的身心健康、恢复他们的目标感、身份感和社会尊严感至关重要。生活史或生活故事集的方法可以帮助护理从业人员实现以人为本的护理。

本章集中讨论了几个社会因素，这将有助于健康和社会护理从业人员形成实施生活故事集所需的知识和技能。其中包括支持老年化社会学一些关键思想的描述，以传统和现代社会学的方法解释什么是老龄化，年龄歧视的本质和影响，以及语言的影响力。同时也强调了生活故事集的本质、潜在的益处及面临的挑战，并提出了如何实施的可行性建议。

推荐阅读

［1］ Giddens A, and Sutton P W. *Essential Concepts in Sociology*. 2nd edition, Polity Press; 2017.This provides a general sociology textbook which is written in an interesting and accessible way provides an engaging introduction to sociology.

［2］ Sociology of Ageing Handbook. https://link.springer.com/book/10.1007/978-1-4419-7374-0 https://epdf.pub/queue/handbook-of-sociology-of-aging. html. This compromises 45 chapters written by world renown authors and will allow you to explore in much more detail all of the key themes highlighted in this introductory chapter.

［3］ Dementia UK www.Dementiauk.org https://www.dementiauk.org/for-professionals/free-resources/life-story-work/? gcli d=EAIaIQobChMI1fPLqaqr5gIVVYjVCh3w5wqpEAAYASAAEgLYdvD_BwE An extremely useful and accessible website which offers a range of free life story work tools and templates for use by both lay people and health and social care professionals. Also provides practical tips and advice to guide implementation.

［4］ Drury L, Abrams D, Swift HJ. Making intergen-erational Connections- an Evidence Review. Age UK, London: 2017. https://www.ageuk.org.uk/globalassets/age-uk/documents/reports-and--publications/reports-and-briefings/active-comm-unities/rb_2017_making_intergenerational_conn-ections.pdf interesting report that pulls together the evidence about the nature and value of intergenerational initiatives suggests ways in which these can be implemented. These principles which may be of value within the health and social care sector.

参考文献

［1］ Phillips JE, Ajrouch KJ, Hillcoat-Nalletamby S (2010) Key concepts in social gerontology. Sage, Boston.

［2］ Katz S, Calasanti T (2015) Critical perspectives on successful ageing: does it "appeal more than it illuminates"? Gerontologist 55(1): 26–33.

[3] Van Dyke S (2014) The appraisal of difference: critical gerontology and the active-ageing-paradigm. J Aging Stud 31:93–103.

[4] Giddens A, Sutton PW (2017) Essential concepts in sociology, 2nd edn. Polity Press, Cambridge.

[5] Yuill C, Crinson I, Duncan E (2010) Key concepts in health studies. Sage, Boston.

[6] Rajani F, Jawaid H (2015) Theory of gerotranscendence: an analysis. Aust J Psychiatr Behav Sci 2(1):1035. https://www.austinpublishinggroup.com/psychiatry-behavioral-sciences/fulltext/ajpbs-v2-id1035.php. Accessed 3 Dec 2019.

[7] Ayalon L, Tech-Römer C (2018) Contemporary perspectives on ageism. International perspectives on ageing, vol 19. Springer, Cham, pp 1–11. https://link.springer.com/content/pdf/10.1007%2F978-3-319-73820-8.pdf. Accessed 3 Dec 2019.

[8] Bratt C, Abrams D, Swift HJ, Vauclair C-M, Marques S (2018) Perceived age discrimination across age in Europe: from an ageing society to a society for all ages. Dev Psychol 54(1):167–180.

[9] Wyman F, Shiovitz-Ezra S, Bengel J (2018) Ageism in the healthcare system. Providers, patient and systems. In: Ayalon L, Tech-Römer C (eds) Contemporary perspectives on ageism. International perspectives on ageing, vol 19. Springer, Cham, pp 193–212. https://link.springer.com/content/pdf/10.1007%2F978-3-319-73820-8.pdf. Accessed 3 Dec 2019.

[10] Voss P, Bodner E, Rothermund K (2018) Ageism: the relationship between age stereotype and age discrimination. In: Ayalon L, Tech-Römer C (eds) Contemporary perspectives on ageism. International perspectives on ageing, vol 19. Springer, Cham, pp 193–212. https://link.springer.com/content/pdf/10.1007%2F978-3-319-73820-8.pdf. Accessed 3 Dec 2019.

[11] Marquet M, Missotten P, Schroyen S, Nindaba D, Adam S (2016) Ageism in Belgium and Burundi: a comparative analysis. Clin Interv Ageing 11:1129–1139.

[12] De Noronha N (2019) Housing and older ethnic minority population in England. Race Equality Foundation, London.

[13] Gendron TL, Welleford AE, Inker J, White JT (2016) The language of ageism: why we need to use words carefully. The Gerontologist 56(6):997–1006.

[14] Drury L, Abrams D, Swift HJ (2017) Making intergenerational connections-an evidence review. Age UK, London.

[15] Gerritzen EV, Hull MJ, Verbeek H, Smith AE, Boer D (2020) Successful elements of intergenerational dementia programs: a scoping review. J Intergenerational Relationships 18:214–245. https://www.tandfonline.com/doi/full/10.1080/15350770.2019.1670770. Accessed 9 Dec 2019.

[16] Perlovosky L (2009) Language and emotions: emotional Sapir-Whorf hypothesis. Neural Netw 22:518–526.

[17] Bristow J (2019) Baby boomers and the pensions crisis: Doomography and Gerontophobia. Institute and Faculty of Actuaries, London.

[18] McKinney A (2017) The value of life story work for staff, people with dementia and family members. Nurs Older People 29(5):25–29.

[19] Shalin DN (2013) Goffman on mental illness: asylums and "the insanity of place" revisited. Symb Interact 37(1):122–144.

[20] Jefferies D, Hatcher D (2018) Developing person-centred care through the biographies of the older adult. J Nurs Educ 57(12):742–746.

[21] Thompson R (2011) Using life story work to enhance care. Nurs Older People 23(8):16–21.

[22] Kitwood T (1997) Dementia reconsidered: the person comes first. Open University Press, Buckingham.

[23] Kindell J, Burrows S, Wilkinson R, Keady JD (2014) Life story resources in dementia care. A review. Qual Ageing Older Adults 15(3):151–161.

［24］ Clancy A, Balteskard B, Perander B, Mahler M (2015) Older persons 'narrations on falls and falling-Stories of courage and endurance. Int J Qual Stud Health Wellbeing 10:26123. https://www.ncbi.nlm.nih.gov/pmc/articles/PMC4288919/pdf/QHW-10-26123. pdf. Accessed 9 Dec 2019.

［25］ Grøndahl VA, Persenius M, Bååth C, Helgeson AK (2017) The use of life stories and its influence on persons with dementia and their relatives and staff-a systematic mixed studies review. BMC Nurs 16:28. https://www.ncbi.nlm.nih.gov/pmc/articles/PMC5457564/. Accessed 9 Dec 2019.

第 4 章
老年人的精神关怀与尊严
Spiritual Care and Dignity in Old Age

Linda Rykkje　Wilfred McSherry　著
鲁雪梅　赵 丹　鲁 楠　译　　贾 宇　校　　李高洋　何小燕　审

> **学习目标**
>
> 本章将使您能够：
> - 概述精神、精神关怀 / 存在主义关怀和尊严的概念。
> - 展示老年护理工作人员如何减轻老年人精神及生存痛苦。
> - 提出保护老年人尊严的见解和策略。

本章中，我们将介绍关于精神和存在主义可能与老年人相关的不同观点。我们的观点认为，在整体护理和传统医疗中，我们需要照护的是一个完整的人，其中包括身体、心理、社会和精神方面。我们还认为，维护老年人的尊严必须以尊重每一个人的独特性为前提，必须承认我们的世界观和人生观可能与我们关怀的和共同工作的人是非常不同的。我们强调尊严和尊重的重要性，因为他们是人生观的基础，同时对于他（她）的宗教信仰也十分重要。

老年人不是一个同质化的群体，而是与其他年龄段一样具有异质性。当我们照护老年人的时候，我们必须了解不同的文化，与老年人相关的非宗教和宗教方式，以及这些如何影响生命的后期阶段。因此，我们认为，为了维护患者的尊严，健康和社会照护专业人员对精神、宗教和存在需求保持敏感是非常重要的，同时还要了解对每个人来说什么是最重要的。这种意识很重要，因为这样的价值观和信仰很可能会减轻精神层面上的压力和痛苦。

精神关怀和存在主义关怀将在基督教 - 人文主义框架中探讨，并对其他世界观和宗教持开放态度。本章的总体目标是强调如何尊重老年人的意愿,并且针对老年人对未来的愿望和恐惧保持宽容态度,这很可能让他们拥有更丰富的生活。因此,让日常生活变得尽可能和谐和愉快是我们的目的。

一、精神、宗教和存在主义关怀

> **思考练习**
>
> - 在我们继续这一部分之前,我们希望您思考一下精神、存在主义和宗教这些词。这些和照护老年人有什么关系?
> - 把一张 A4 纸折成三部分,第一部分贴上精神的标签,第二部分贴上存在主义的标签,第三部分贴上宗教的标签,这是一个有用且有所帮助的练习。现在写下任何脑海中出现的想法和观点。不要想太多,只要想到的就把它写在相应的标签下。

这些概念是非常个人和主观的,因为它们和"人之所以为人"这样一个极其敏感和深刻的问题相关。这些事情(生活的领域)很难以具体的方式表达和描述。它们也在解决生活中有争议的问题,因为人们生活在一个正在逐渐变得世俗化和物质化的世界里。由于与这些概念相关的误解、恐惧和偏见,这个世界已经不愿谈及这些概念。也许您在表达自己观点上有困难;这并不罕见,因为我们几乎不会有意识、日常或常规地思考这些概念。Rykkje[1] 和 McSherry[2] 在他们的研究中询问患者关于参与者对精神的理解时也发现了同样的问题。此外,McSherry 还发现许多患者很难理解精神,他们仅仅把它看作宗教或超自然术语,如"鬼魂"或"食尸鬼"。有趣的是,当他向健康和社会照护专业人员问及同样的问题时,他们能够提供相当深入、深刻和详尽的理解。

(一)精神和宗教

我们发现很多文献都在尝试探讨精神和宗教的概念。Sorensen 等[3] 提出了应用性较强地区分方法:

"与传统信仰结构相比，宗教被认为是具有非物质的，超自然力量的一种文化体系[4]。'精神'是个人与神的关系，以及个人灵性意义的探寻。神指上帝或更高的力量，还有生活的其他方面也被视为神的显灵或具有神赐的特质[5]。"

这个引用暗示了"宗教"是在群体语境中表达的，而"精神"更倾向于个人。这种方式反映了在医疗保健方面的不同写法，如 Koenig 等[6]对宗教和精神做了区分（表 4-1）。

表 4-1 宗教和精神的区别

宗　教	精　神
● 突出群体 ● 可见，可衡量，客观 ● 正规正统，有组织 ● 行为导向，外在行为 ● 行为权威 ● 坚持善恶有道	● 个人主义 ● 几乎不可见，不可衡量，更主观 ● 不正规，不正统，缺乏系统性 ● 情感导向，内在导向 ● 非权威主义，很少问责 ● 统一，非教义导向

改编自 Koenig et al[6, p.18]

虽然这个表从形式上、公共结构的意义上有助于区分什么可能构成了宗教和精神，但是它不能描述这些概念的主要本质。对我们来说，思考这些概念在医疗卫生领域的定义更为重要。

作者意识到在其他学科里已经提到大量的关于这些概念的争论和证据。然而，就本章而言，我们只呈现了 Murray 和 Zentner[7]的工作，他们将"宗教"描述为：

"对超自然或神的信仰，超越了宇宙的力量，并且能够给予命令、崇拜和服从；一个信仰系统；一个全面的行为准则和哲学；遵循的一组行为实践；一个教会联盟；有意识地追求至高无上的目标。"

从当代社会的角度，这个定义的局限性是过分强调了教会的联盟，暗示基督教的联盟。我们的社会和医疗机构不是单一文化，他们来自各大宗教，有着多元的世界观、价值观、信仰和种族背景。Murray 和 Zentner[7]将精神定义为：

"一种特质，超越了宗教及其所属，即使那些并不相信善良的人，也会努力追寻自己的灵感，向着崇敬、敬畏、意义和目的努力奋斗。精神上试图与宇宙和谐共处，努力寻求关于无限的答案，当人们面临精神压力、身体上的疾病或死亡的时候，就会专注于精神层面的和谐。"

您可能想到"宗教和精神"共同的要素。例如，两者似乎都关注到了超自然和神圣（包括信仰、价值观和人际关系），这些对人们的日常生活和生存有着深远的影响。

最近在医疗健康中使用的精神定义是由 Puchalski[8]等提出的。这个定义是在关于精神的国际共识会议上提出的。他们提出，精神是：

"人性内在动力方面，对终极意义、使命、超然存在的追求；感受与自我的关系，与家人、与他人的关系，与社区、社会、自然的关系，从内在动力这一角度，人们可以寻求重大的意义或神圣的信仰。精神是通过信仰、价值观、传统和实践来表达的。"

本章对精神定义的分析表明，在这些定义中存在着共同的、反复出现的属性。这些通常被列举成意义、目的和目标达成、超越、联系和关系。

（二）存在主义

您会注意到，到目前为止，我们并没有对什么是存在主义进行表述或定义，这个"疏漏"我们是故意设计的。精神和宗教的基本属性是超然存在的问题，是关系、意义和目的的问题，是产生联系及我们如何相互交流的问题。因此，精神和宗教对意义和目的来说是极为重要的，并且精神和宗教既有直截了当又有含蓄隐晦的特性。这里，我们也可以加上目标达成这个词。我们发现存在主义是受精神和宗教影响的。DeMarinis[9]从宗教和心理学的角度建议：

"存在主义更加专注于个人对存在性的理解，对意义所创造的方式的理解。这个维度包括世界观的概念、生活方式、决策制定的框架、关联的方式和理解的方式。它还包括象征意义的表达的行为，如仪式和做其他有意义事情的方式。"

正如您可能注意到的，这个存在主义的定义包括了许多精神和宗教所包含的元素。从这里所提出的三个定义中可以观察到，它们似乎把重点放在了思维能力、理性和内省上。当我们应用这些概念来照护老年人的时候，可能会造成一定的问题。因为一些老年人由于神经的退行性病变和痴呆造成的认知障碍丧失了正常的思维能力。

二、减轻痛苦

思考练习

在我们继续进行这部分之前，希望您能思考以下问题。

- 您如何理解痛苦一词？
- 您在照护老年人的时候遇到过痛苦吗？
- 回想一下您记忆中比较清晰的某个具体的患者，这对您是有好处的。因为他对您产生了影响。反思当时的情形；发生了什么，您会换种方法处理当时遇到的问题吗？

精神的本质与痛苦的现象有关，与人们所理解的精神上的觉醒和欲望有关。这种欲望可以在面对痛苦时产生，可以在面对有重大意义的生活事件时产生，如出生、离异或死亡[10]。当人类在面对疾病和生活中的逆境时，精神可以有更重要的意义。

我们明白，人类的痛苦是生活中自然的、不可或缺的一部分[11]。Eriksson[12]描述了三种痛苦的形式，分别是疾病带来的痛苦、生活中的痛苦、与医疗健康相关的痛苦。我们作为健康和社会照护工作者，如果违背患者的意愿和信任，滥用权力或不能给予照护，可能会对患者造成痛苦，而不是提供帮助。与医疗健康相关的痛苦可能是由照护者造成的，或者由组织或文化问题造成的[11]。

痛苦通常和遭受的疼痛体验相关，与苦难的生活经历有关，因此，痛苦通常是与疾病或不良生活事件相联系的。根据 Eriksson 的说法[13]，遭受痛苦不是一种感受或疼痛本身，它是更基本的——"一种存在的状态"[13]。Eriksson 指出，在精神层面体验痛苦具有更深层的意义，而且向精神过度和强调精神通常是对痛苦最深刻的反应。痛苦的过程可以产生精神底层的欲望和需求，使人达到更深精神层次的觉醒。痛苦本身没有意义，然而，我们很可能会发现经历痛苦能产生目的[14]。人类忍受痛苦的能力是成长的条件，通过忍受痛苦，人们可以接触到生活的基本情况。

我们的观点是照护不能解除所有痛苦，但是可以让患者的痛苦变得可忍受。如果痛苦被理解成一种有意义的经历，照护者也许有机会去帮助患者更好地洞察自己的精神需求[13]。当痛苦的体验与他人共享时，精神就变得可见了，困境就可以转变成一个改善健康、幸福和完整经历的过程了。因此，我们强调护士和社会工作者在他们的护理中需要包括人类的精神层面。Jackson 等[15]发现，健康照护专业人员仍然缺乏提供精神照护的自信。因此，建议建立一个组织方法以满足老年人对精神照护和精神支持的需求。

对老年人精神照护的目标是支持和促进他们的健康和生活质量，同时防止和减轻精神上的不安和痛苦。对养老机构的居民来说，精神可以被认为是他们生活经历中的结构框架，在这个框架里，精神可以促进温和平静的感受。您可能认为减轻痛苦是相当困难的。但是，您需要反思的是如何提供一个富有同情心的照护，如何让自己被患者感动，因为这样的照护能减轻痛苦[16]。

三、尊严和尊重

思考练习

在我们继续进行这部分之前，希望您能思考以下问题。

- 您对尊严一词怎么理解？
- 为什么这个概念在照护老年人（任何人）时是重要的？

在过去的 10 年里，大量的注意力都集中在照护中的尊严这一概念，以及尊严如何能有助于患者的体验和整体护理质量上。Matiti 和 Baillie[17] 探索出了尊严在不同照护环境和情境下的概念。Tranvag 等[18] 使用了一种新颖的、创新的方法去探索尊严的概念，他们通过故事去阐述如何在不同的医疗环境中维护尊严。

有趣的是，自 2006 年起，英格兰发生了一起全国性的尊严运动。这场运动最初由英国卫生署（Department of Health）发起，而后由英国国家尊严委员会接替进行，这个组织是一个非营利性组织及注册慈善机构。这场运动发起和持续的催化剂是卫生和社会照护部门在照护方面出现的一些重大失误，英国国家尊严委员会[19] 声明：

"这场运动的核心价值观是我们的心中、思想中、行动中要有尊严，改变护理服务的文化，更加强调提高护理质量，改善公民服务的体验，其中包括医院服务、社区服务、居家照护服务和家庭支持服务。"

在挪威，卫生和保健服务部[20] 专注于老年人的尊严，提供尊严保证书，保证书中提到卫生和保健服务部门为老年人的照护提供方便，保证个人可以得到尊严，根据他们的个人需求尽可能获得有意义的生活。

老年人的尊严

Fenton 和 Mitchell[21] 提出了在照护老年人的情境中尊严的定义：

"尊严是一种身体、情感和精神上的舒适状态。每个人的价值观因其独特性和个性而不同，而尊严也因其不同的价值观而不同。当一个人在其能力范围内做到最好，控制行为，做出选择，并且感受到参与到自己的护理决策中的时候，尊严得到了提升。"

这个定义强调了以全面的方式提供有尊严的护理。它还强调了所有维度和方面都是同等重要的，这样，人们和人们的精神关怀/存在主义关怀就不会被忽视或被遗漏，同时还肯定了尊严在提供以人为本的护理上的重要性。从上面的定义中很清晰地看出，当老年人感觉一切在掌控中，并且能够做出选择，能够参与到护理和真实生活的决策中时，他们的尊严就得到了保证。

人们对护理中的尊严这一概念给予了极大的关注，并提出了几种模型和理论。作为一项欧洲研究的一部分，Nordenfelt 和 Edgar[22] 的研究提出了尊严模型的四个概念，旨在探索老年人对尊严的看法。表 4-2 总结了尊严模型的四个概念，作为健康和社会照护咨询服务"通过行动维护尊严资源指南"的一部分。这个表格对四个概念分别进行了有效地总结。

表 4-2　尊严模型的四个概念

人类的尊严	个人身份的尊严	价值层面的尊严	价值层面的尊严	道德层面的尊严
<ul><li>公约和法律</li><li>生存权</li><li>禁止滥用权利</li><li>公平</li><li>隐私</li><li>无歧视</li><li>自由 / 尊重 － 良知 － 宗教 － 表达 － 联系</li></ul>	<ul><li>个人身份</li><li>自尊</li><li>自尊心</li><li>恢复力</li><li>人际关系</li></ul>	<ul><li>成就</li><li>级别和资历</li><li>社会地位</li><li>荣誉授予</li><li>就业</li><li>知识和技能</li><li>经验</li><li>资格证书</li></ul>	<ul><li>金融价值</li><li>生活中的成功</li><li>独立性</li></ul>	<ul><li>人们的道德准则</li><li>宗教信仰</li><li>社区成员资格</li><li>领导力</li><li>公认的角色</li></ul>

改编自 the Health and Social Care Advisory Service（2010）"Dignity through action resource guide".

思考练习

花些时间阅读列出的四个概念中的每一项。

- 关于尊严的概念都告诉了您什么？
- 这是怎么影响我们照护老年人的？

尊严模型的四个概念阐述和强调了每一个独立个体都应该被尊重和有尊严的对待，无论是接受护理的人、他们的爱人、家庭成员，或者是提供护理的工作人员。尊严包括一个人所有整体的层面，在许多国家，它被人权立法所保护。尊严之所以触及人的核心，因为它对我们的认同感和自我价值来说是必需的。尊严包括我们的个人信仰、价值观和人际关系，因为这些塑造和形成了我们的道德准则，并且指导我们的行为和态度。

应该特别指出的是，其他人对 Nordenfelt 尊严模式发表了意见。Wainwright 和 Gallagher[23] 指出，所有人类生活都有它自己的形式，都是值得被尊重的。他们提出，我们只是简单地认识到他人是有价值的，并认为建立一个包含纳入和排除标准的分类系统可能是一个错误。

在传统的照护学科中，尊严与照护中的尊重和自主相关[11]。此外，Eriksson[14] 认为，所有人都是平等和不可侵犯的，照护必须考虑到人是一个整体，明确每一个人无法估量的价值。如果一个人的尊严受到侵犯，他可能遭受痛苦。关爱整个人类意味着我们必须接受患者精神层面的经历和体验，并且减轻他们的精神痛苦。同样，对精神的关怀和对整个人类的关怀是相互联系的，因此，维护患者的尊严是我们的目标。有尊严的照护要求我们在关怀过程中，与他们看待自己的方式一致，也许他们此时正在遭受痛苦，我们接受而不质疑他们，同时也要为其他人的幸福负责。关于尊严，Eriksson[14] 说："每当我们遇到一个人，我们能通过我们的态度，拒绝或提升他（她）的自尊到另一个水平，无论是通过压迫对方还是通过肯定对方的方式。"

我们假设精神维度的各个方面，意味着患者自己认为重要的东西可能是老年人形成人格尊严的基础。根据对老年人的采访，Rykkje[1] 建议精神照护的重要部分是接受来自家庭和朋友的爱，这种爱可以通过拜访或向对方表达您的关注来获得，这些人际关系能够成为老年人生活意义的一大来源。Rykkje 的研究显示，老年人尊严的本质是通过体验被爱得到认同，通过精神关怀感受到活着，而不是被遗忘。护士应该提升老年人自身的资源和维护他们密切的人际关系，尤其支持他们被需要的需求（互惠）。我们认为这将对维护老年人的人格尊严有帮助。

实践练习

探索尊严的意义并讨论精神和尊严是如何相互联系的，我们希望在实践中探讨这些概念的应用。

请阅读以下摘自议会和卫生服务监察员的案例[24]，题为：关怀和同情？卫生服务监察员关于国家卫生服务体系对老年人照护的十项调查的报告。

"D先生被诊断为胃癌晚期，他原计划于8月30日（周二）出院，现已提前到8月27日，那天是周六（是周末休息日）。出院那天，他的女儿形容是'一团糟'，一家人来到医院时发现他躺在椅子上，拉着窗帘，神情沮丧。他为了回家已经等了好几个小时了。他很痛苦，非常想上厕所，但是由于他脱水严重而无法寻求帮助，他不能正常说话，也不能吞咽。他的女儿告诉我们，'他的舌头就像一块干皮革'。紧急呼叫按钮放在他够不着的地方。他的点滴已经被挪动，那袋液体掉了下来，漏了一地，弄湿了他的脚。当家人请求帮忙把D先生扶到马桶上时，他疼得像小猪一样尖叫，预定早上送他回家的救护车还没有到，下午2点半，家人决定自己驾车送他回家。这对D先生来说非常困难和不适。"

这段摘自案例报告的内容强调了卫生保健专业人员在维护被照护者的尊严方面发挥的基本作用。它强调，尊严可以在许多方面受到侵犯，如不能有效地与患者及其家人沟通，没有提供适当的疼痛管理，确保提前做好出院安排，并采取负责任的行动。Jacobson[25]提出了一个非常有用的尊严分类，强调了可以维持尊严的态度、价值观和行为，以及可能侵犯尊严的态度、价值观和行为。

结论

在本章，我们提出了关于精神、宗教和存在主义照护的不同观点。基于传统的照护科学可以减轻痛苦。我们探索出人的尊严和精神的相互关系。在老年护理中维护人的价值和尊严非常重要，我们也提出了一些可行的策略。但是，我们没有研究痴呆患者的特殊照护需求。虽然痴呆人群可能是少数，但是他们不能很容易表达自己的需求，他们的尊严和特殊精神需求也得到了广泛关注，我们建议在这一领域进行进一步的研究。

推荐阅读和相关资料

[1] National Dignity Council (2020) Dignity in care campaign Available https://www. dignity-incare.org.uk/About/ [Accessed 20-1-2020].
[2] Tranvåg, O., Synnes, O., & McSherry, W. (Eds.) (2016). *Stories of Dignity within Healthcare: Research, narratives and theories*. Keswick: M&K Publishing.
[3] Puchalski, C, M., Vitillo, R., Hull, S, K., Reller, N. (2014) Improving the Spiritual Dimension of Whole Person Care: Reaching National and International Consensus, Journal of Palliative Medicine, 17(6): 642–656.
[4] Jackson, D., Doyle, C., Capon, H., & Pringle, E. (2016). Spirituality, spiritual need, and spiritual care in aged care: What the literature says. *Journal of Religion, Spirituality & Aging*, 28(4), 281–295.

参考文献

[1] Rykkje L (2019) Views on spirituality in old age: what does love have to do with it? Religions 10(1):5.
[2] McSherry W (2007) The meaning of spirituality and spiritual care within nursing and health care practice. Quay Books, Wiltshire.
[3] Sørensen T, Lien L, Landheim A, Danbolt LJ (2015) Meaning-making, religiousness and spirituality in religiously founded substance misuse services—a qualitative study of staff and patients' experiences. Religions 6:92–106. https://doi.org/10.3390/rel6010092.
[4] Aldwin CM, Park CL, Jeong YJ, Nath R (2014) Differing pathways between religiousness, spirituality, and health: a self-regulation perspective. Psychol Relig Spiritual 6(1):9.
[5] Pargament KI, Mahoney A, Exline JJ, Jones JW, Shafranske EP (2013) Envisioning an integrative paradigm for the psychology of religion and spirituality. In: Pargament KI (ed) APA Handbook of psychology, religion, and spirituality. American Psychology Association, Washington, DC, pp 3–19.
[6] Koenig HG, McCullough ME, Larson DB (2001) Handbook of religion and health. Oxford University Press, Oxford.
[7] Murray RB, Zentner JB (1989) Nursing concepts for health promotion. Prentice Hall, London.
[8] Puchalski CM, Vitillo R, Hull SK, Reller N (2014) Improving the spiritual dimension of whole person care: reaching national and international consensus. J Palliat Med 17(6): 642–656.
[9] DeMarinis V (2008) The impact of Postmodernization on existential health in Sweden: psychology of religion's function in existential public health analysis. Arch Psychol Relig 30: 57–74.
[10] Rykkje L, Eriksson K, Råholm M-B (2011) A qualitative metasynthesis of spirituality from a caring science perspective. Int J Hum Caring 15(4):40–53.
[11] Arman M, Ranheim A, Rydenlund K, Ryttterström P, Rehnsfeldt A (2015) The Nordic tradition of caring science: the works of three theorists. Nurs Sci Q 28(4):288–296.

［12］ Eriksson K (2006) The suffering human being. Nordic Studies Press, Chicago.
［13］ Råholm M.-B, Lindholm L, Eriksson K. (2002) Grasping the essence of the spiritual dimension reflected through the horizon of suffering: An interpretative research synthesis. The Australian Journal of Holistic Nursing. 9(1):4–13.
［14］ Eriksson K (1997) Caring, spirituality and suffering. In: Roach IMS (ed) Caring from the heart: The convergence of caring and spirituality. Paulist Press, New York, pp 68–83.
［15］ Jackson D, Doyle C, Capon H, Pringle E (2016) Spirituality, spiritual need, and spiritual care in aged care: what the literature says. J Relig Spiritual Aging 28(4):281–295.
［16］ Lindholm L, Eriksson K (1993) To understand and alleviate suffering in a caring culture. J Adv Nurs 18(9):1354–1361. https://doi.org/10.1046/j.1365-2648.1993.18091354. x.
［17］ Matiti MR, Baillie L (eds) (2011) Dignity in healthcare: a practical approach for nurses and midwives. Radcliffe Publishing, London.
［18］ Tranvåg O, Synnes O, McSherry W (eds) (2016) Stories of dignity within healthcare: research, narratives and theories. M&K Publishing, Keswick.
［19］ National Dignity Council (2020) Dignity in care campaign. https://www.dignityincare.org.uk/About/. Accessed 20 Jan 2020.
［20］ Ministry of Health and Care Services (2010) Ordinance (No. 1426 of 2010) on a dignified care for the elderly (dignity guarantee). https://lovdata.no/dokument/SF/forskrift/2010-11-12-1426.Accessed 24 Feb 2020.
［21］ Fenton E, Mitchell T (2002) Growing old with dignity: a concept analysis. Nurs Older People 14(4):19.
［22］ Nordenfelt L, Edgar A (2005) The four notions of dignity. Qual Ageing Older Adults 6(1):17–21. https://doi.org/10.1108/ 14717794200500004.
［23］ Wainwright P, Gallagher A (2008) On different types of dignity in nursing care: a critique of Nordenfelt. Nurs Philos 9(1):46–54.
［24］ The Parliamentary and Health Service Ombudsman (2011) Care and Compassion? Available from https://www.ombudsman.org.uk/sites/default/files/2016-10/Care%20and%20 Compassion.pdf [Accessed 22/03/ 2021].
［25］ Jacobson N (2009) A taxonomy of dignity: a grounded theory study. BMC Int Health Hum Rights 9(1):3. https://doi.org/10.1186/1472-698X-9-3.

第 5 章
衰老心理学
The Psychology of Ageing

Linn-Heidi Lunde 著

丁俊琴 陈彩真 李春柳 译　　霍丽涛 校　　李高洋 赵紫岳 审

学习目标

本章将使您能够：
- 了解与认知相关的正常的年龄变化。
- 探讨人格的概念，强调其如何因正常的衰老而改变。
- 探讨与应对和控制相关的问题，以及这些问题可能如何受到正常的衰老过程的影响。

概述

像护士、社会工作者和从事老年人工作的护理助理这样的健康和社会护理专业人员需要有关正常老龄化过程的最新信息和经验知识，以便为老年患者提供最佳实践治疗和护理。为了消除关于老龄化的常见误解和消极的刻板印象，如对衰退和衰弱的夸大态度，重要的是从一个崭新的视角，显示老龄化的复杂性，尤其是老龄化的多样性。我们还应该牢记，新的老年人群比以前的老年人群更健康，寿命的延长并不一定意味着残疾的增加[1]。

（一）一个老龄化的生命长度视角

衰老是一个从出生开始持续到死亡的渐进的过程[2]。首先，衰老意味着变化，这些变化发生在生理、心理、社会和文化上，这些过程相互影响。在整个生命周期中，衰退和生长同时发生。例如，当大脑没有得到充分的刺激时，大脑如何减退和恶化，而身体和心理锻炼等新体验有助于改善年轻人和老年人的大脑功能[3]。

衰老和变老必须被视为漫长人生的一部分，过去的事件、生活条件和选择将决定人的晚年[2]。老年人的一个重要特征是老年人外表和功能的异质性和巨大的个体差异。人们衰老的方式和速度不同，不同的生活负担和生活条件影响着衰老过程。一个人所属的出生群体和他成长的历史时期将决定我们成为什么样的老年人。不幸的是，大多数人倾向于将老年人视为一个同质的群体，彼此相似，并具有相同的需求。然而，后半生的特点是在健康、功能、兴趣、习惯和偏好方面存在极大的多样性和巨大的个体差异。

（二）老年心理学是什么

正常的心理衰老包括整个生命周期中认知、性格、情感功能和行为等心理过程的变化。心理衰老与生理衰老密切相关，但也与实际年龄增加导致的环境对个人预期的变化有关。因此，心理衰老也是适应生理衰老和社会期望的过程。

本章将回顾和讨论与年龄有关的正常认知、性格、情绪、应对和控制的变化，以及这些变化如何影响日常生活的功能。我们设计了一个案例插图来说明这些变化。读者应该记住，心理变化与生理和身体上的变化是交织在一起的，详见第2章。

案例分析

今天是 Ann 的生日，她已经 78 岁了。Ann 邀请了她最亲密的家人和一些朋友庆祝生日。派对在她儿子的家里举行，一家餐饮公司负责活动细节。Ann 认为不用为这么多客人做晚餐很轻松。她现在没有那么多精力去做这些工作。这么多年过去了，到底发生了什么？Ann 感觉自己还是原来的自己，至少在内心是这样。不过，她已经注意到一些改变。她变得不那么容易动怒，也不像年轻时那样过度计较事情。Ann 认为这些都是成熟的迹象。此外，与年轻时相比，她对自己和自己是什么样的人感到更加自信。

> Ann 看着镜子里的自己。她认为自己看起来比她早年更聪明、更冷静。她穿的漂亮连衣裙很适合她。由于定期参加体育活动，她一直很苗条，现在她的身材仍然很好。感觉身体状况良好是件好事，这对她的自尊心有好处。Ann 在她的右耳上更换了一个助听器，虽然这个新设备太小了，很难操作，但是它使谈话变得更容易。Ann 的听力已经逐渐退化，这是 Ann 早就预料到的，因为她的父亲在年老时听力严重受损。Ann 很高兴她还没有特别的记忆问题。她注意到她需要更多的时间来记住名字，但她最终还是记住了。Ann 认为读书、解字谜游戏和数独是有助于预防记忆问题的活动。她认为自己在很多方面都做得很好，但她很想念 5 年前去世的丈夫 George。

在本章的最后，将对老年人最常见的心理健康问题进行简短的回顾，并对智力障碍和老年问题进行描述。

> **思考问题**
>
> - 在上面的小故事中，强调了老年时情感生活的成熟。为什么这一点很重要，老年情感成熟的结果是什么？
> - 在 78 岁时，Ann 表现出了衰退和成长的迹象。思考卫生和社会护理专业人员如何激励和帮助老年人，以防止功能过早衰退。
> - 在关于 Ann 的故事中，她似乎能独立地应对她的挑战，并有一个美好的生活。您认为 Ann 在老年时的主要挑战是什么？作为一名专业人员，您可能遇到过其他有类似挑战的人，他们在日常生活中挣扎。思考老年人如何以不同的方式应对和解决他们的挑战，专业人士或其他人是否可以提供帮助，以及如何提供帮助。

一、认知的变化

认知包括感官知觉、注意力、记忆、思维、解决问题和智力等现象[4]。大脑结构的变化、认知能力和功能的变化在一生中同时发生。许多认知变化是缓慢逐渐发生的，如反应能力或对刺激做出反应所需的时间（处理速度）。反应时间从 20 岁开始增加，这意味着感知、处理和回应信息所需的时间会逐渐延长。在老年人中，反应能力受损会影响技能，如在工作场所操作机器和驾驶机动车辆。然而，在大多数健康的老年人中，这种变化对日常生活的影响很小[4]。如前所述，在衰老和功能衰退的过程中也存在很大的个体差异。

（一）感知力和注意力

个体感知和解释感觉信息的方式取决于感觉器官（视觉、听觉、嗅觉、味觉和触觉）的工作方式，也取决于大脑记录和组织感觉信息的能力。随着年龄的增长，感觉器官会发生变化和衰退，如视力和听力下降，需要更强的刺激来感知和解释感觉信息[5]。例如，有些人需要比以前更多地为他们的食物调味，或者必须通过使用像 Ann 这样的助听器来补偿感官损失。理解和解释感官信息还取决于警觉性，并能坚持一项活动而不被分心或干扰。随着年龄的增长，同时关注多个任务（所谓的分散注意力）的能力也在下降，如驾驶这项复杂的活动。然而，这种与年龄有关的变化可能会通过适应和调整衰退而变得最小化，如避免在夜间开车。

（二）记忆力

记忆是一种非常复杂的功能，在认知心理学中，描述了各种记忆系统或记忆亚群[4]。除此之外，工作记忆或短期记忆和长期记忆、内隐记忆和外显记忆也有区别。工作记忆和短期记忆经常被当作同义词使用。工作记忆的容量是有限的，只有几秒钟，而这恰好是记住一个电话号码所需的时间。这种记忆形式从青年时期开始就逐渐衰退。随着年龄的增长，人们需要更长的时间来理解和处理信息，必须比以前更集中精力来记忆或回忆信息。

长期记忆有多种形式。外显记忆（也称为陈述性记忆）是个体有意识地获取的信息，需要注意力和集中精力。语义记忆是关于回忆事实性的知识，如欧洲的首都。这种形式的记忆在整个生命周期中保持稳定或改善。情景记忆是记住特殊事件和经历，如"9·11"事件（即2001年9月11日，纽约双子塔被恐怖分子袭击）。这种形式的长期记忆随着年龄的增长而下降，因此老年人比年轻人更难以记住事件，以及发生的时间和地点。内隐记忆也称为程序性记忆，涉及对信息的无意识获取。这种形式的记忆涉及已经自动化的技能和日常活动，如骑自行车、游泳、阅读和跳舞。这些技能不需要记住获得这些技能的背景，因此，只受到年龄增长的轻微影响[4]。

随着年龄的增长，自发记忆变得更加困难（如回忆名字），就像Ann在小故事中的经历。此外，当涉及识别时，即通过周围的线索进行记忆，老年人和年轻人之间没有差异[4]。例如，当您看着同学的旧照片时，就会想起您学生时代的情节和故事。同样重要的是要意识到，年龄以外的因素也可能影响记忆力，如健康问题和压力，疲惫、饥饿或使用影响记忆的药物（如苯二氮䓬类药物）[4]。一方面，当您快乐、害怕或生气时，存储的记忆将比日常事件容易记住；另一方面，一个人对记忆力随着年龄的增长而下降的预期可能会影响回忆能力。许多人普遍认为，衰老涉及记忆和学习中的认知能力下降，这可能成为一个自我实现的预言[6]。如果您认为记忆力会随着年龄的增长而下降，或者随着年龄的增长而难以或不可能获得新技能，就更不愿花费力气去记忆。其后果可能是认知功能受损，最坏的情况可能是严重的认知能力下降[6]。在最近发表的一项研究中，Levy及其同事发现，关于衰老的负面刻板印象对大脑结构有影响，并可能导致阿尔茨海默病的病理变化[7]。相反，像Ann这样比较乐观的方法，认为通过刺激和锻炼可以影响认知功能，可以减缓衰老过程[6]。

（三）学习和智力

智力与记忆和学习密切相关，但也包括思考和解决问题的能力。简单地说，日常生活中的智力是指学习的能力和运用所学知识的能力。随着年龄的增长，用智力测试来衡量，智力会有一定程度的下降。所谓的可变智力和固定智力之间是有区别的。可变智力是指快速感知和处理信息，以及发现新联系的能力，这种智力在青年时期达到顶峰。此外，固定智力是指运用通过经验和成熟积累的知识的能力，这种形式的智力在整个生命周期中表现出高度的稳定性[4]。

（四）大脑的可塑性和认知储备

以前，人们认为在衰老的大脑中不会形成新的神经细胞和神经细胞连接。近几十年来，神经科学和先进脑成像技术的发展为我们提供了有关大脑及其功能和能力的新知识和见解[8]。这些知识向我们表明，大脑是可塑的，这意味着它具有巨大的变化潜力，尤其是通过锻炼和新体验[8]。这在年轻和年老的大脑中都会发生。此外，在生命过程中，个人会积累一种认知储备，这种储备可以防止损害和疾病的发展[3]。关于一个人的认知储备是高还是低，可以通过教育水平判断，因此，较长的教育可以防止认知能力下降和痴呆等疾病的发展[3]。教育通常可以提高技能和掌控自己生活的能力。受过高等教育的人会在更大程度上寻求对预防健康问题很重要的信息，如做出正确的生活方式选择。此外，受过高等教育的人通常有良好的经济条件，因此有能力为促进健康的东西付费。

（五）认知训练与刺激

与老年人的所有功能一样，认知能力和功能也有很大的多样性和个体差异。认知功能主要受到生活方式因素（如智力和社会刺激）的影响，但也受到身体活动的影响[8]。此外，需要做到均衡饮食、适度饮酒、避免吸烟和服用影响认知功能的药物（如经常使用苯二氮䓬类药物和阿片类药物）。这些生活方式的选择对于减少正常年龄相关变化的后果至关重要，而且对于预防大脑中的病理状况和某些类型的痴呆也至关重要。研究表明，系统锻炼和认知功能的训练（如记忆力）对健康的老年人有良好的效果[3]。这可以通过各种方式完成，如学习记忆技巧；但同样重要的是日常活动，如体育锻炼、社交、阅读、解字谜或做手工。卫生和社会护理工作者应鼓励老年患者参与此类活动，以防止过早发生认知能力下降。

二、贯穿整个生命周期的个性

衰老和变老往往与性格的变化联系在一起，通常是以刻板印象和消极的方式，如变成一个脾气暴躁、固执己见的老年人。对人格和人格发展的研究具有极大的多样性，不同的模型和理论对人格的概念使用了不同的定义和实施方法。下面将回顾其中的两种理论。

（一）Erikson 的人格发展理论

最著名的人格理论之一是瑞士精神分析学家 Erik Erikson 的人格终生发展论[9]。该理论认为，个体在不同的生命阶段面临着不同的挑战，必须加以应对。个人处理或应对挑战的方式可能会对下一个发展阶段或生活阶段产生影响。Erikson 认为，老年时最大的挑战是接受人生的进程和自己一生中所做的选择，并为生命的结束做好准备。如果个人接受他/（她）生活的好坏，不管是好的还是坏的，这将有助于对生活更高层智慧的理解，Erikson 称之为自我完善。相反，如果不能重新审视或后悔所做的选择会导致绝望和人生失败的体验。这反过来又会导致老年人的健康和生活质量受损。虽然 Erikson 的模型让我们对整个生命中的个性有了更普遍的了解，但其他模型最关注的是性格具有不同的特质或特征。

（二）人格的五因素模型

今天最具影响力的人格理论可能是所谓的五因素模型，也被称为"五大"（Big Five）[10]。五因素模型主要强调人格是由不同的特质组成的，这些特质可以通过人格测试来测量和描述[10]。人格特征不能预测个体在个别情况下会做什么，而主要是不同行为对应的特质类型[11]。五因素模型是基于五个基本的人格维度。

- 神经质型：包括各种消极情绪，如情绪化和担忧。
- 外向型：包括社交、外向和自信。
- 乐于尝试型：这意味着一个人对新体验持开放态度，具有好奇心和活跃的想象力。
- 随和型：与热情、慷慨和乐于助人有关的特质。
- 责任心型：一个人关注于有条理和自律性。

（三）个性和情绪的稳定和变化

根据五因素模型，人格和人格特征在整个生命中保持稳定。就像案例中的

Ann一样，她觉得自己很像她一直以来的样子。性格上会有一些与年龄有关的变化，但这些变化被认为是相对适中的。年龄的增长似乎会导致情绪稳定，神经质减少，导致负面情绪减少，但也减少了外向性和对新体验的开放性，同时更温暖和更有责任感。这种老年人性格的稳定性和情感的成熟特质在一些研究中被记录下来[12, 13]，因此有人认为，老年人比年轻人更有适应力[14]。他们较少被外部压力淹没，而这种情绪的适时调整反过来又促进了更大程度的情绪健康[14]。一些解释是，长寿使我们对自己有更多的了解，并随着我们年龄的增长加强了我们处理压力的能力。由于未来的展望受到年龄增长的限制，老年人将更多地参与到促进情绪健康的思想和行为中来。对许多人来说，这可以作为老年精神障碍发展的预防措施[15]。

人们在整个生命期的人格稳定性方面是不同的。在一些人身上，发生的变化比其他人大[11]。各种生活事件和生活经历，如健康问题、失去亲人、离婚或失业等，都会影响到性格，并引起一些变化，如外向性减少、神经质或情绪不稳定增多[11]。然而，这些变化在很大程度上是短暂的和可逆的。人格的持久性变化主要与严重的精神障碍或脑部器质性疾病有关，如痴呆[11]。但是，"自我提高"也可以形成持久的人格变化，如心理治疗。使用心理学的方法和工具可以帮助一个人改变消极思维模式，获得更大的情绪稳定和更少的神经质[16]。

（四）人格与健康

如前所述，对老龄化的负面刻板印象会影响认知功能，但也会影响健康和死亡率。与Levy的研究一致[6, 7]，许多关于老年人人格和死亡率的研究表明，某些人格特征对老年人的健康和生活质量有负面影响，特别是神经质、不够外向和责任心低[16, 17]。那些具有与衰老相关的负面期望，以及内向和粗心的人，在老年中将面临更大的健康问题和残疾的风险[16]。这些知识是非常重要的，尤其是在预防与年龄有关的疾病和功能衰退方面。卫生和社会护理工作者应了解老年患者的负面自我定型和信念，并提供有关这些定型观念负面影响的教育。应对这些定型观念的影响，并教给他们可选的应对策略。现在我们将讨论老年人如何适应和应对老龄化的变化。

三、应对和控制感

一个普遍的看法是，随着年龄的增长，人们对生活的几个方面失去了控制。这种观点主要源于对老龄化的刻板印象和消极态度。如前所述，这可能对健康和行为产生负面影响。人们掌控事情的能力是不同的。有些人认为，可以做一些事情来影响衰老进程，就像案例中的 Ann 一样，而其他人则认为他们的影响力较小，或者说控制的机会有限。一般来说，研究表明，感知控制或控制感随着年龄的增长而下降[18,19]。这是可以理解的，因为老龄化过程中发生的许多变化是不可控的，如失去亲人或老年时出现与健康有关的问题。

然而，在一个年龄组内及同一个人在不同时期的控制感方面存在很大的个体差异。平均而言，老年人似乎保持着一种普遍的控制感，部分原因可能是他们根据自己所处的情况调整了自己的目标和标准。

（一）应对和应对策略

应对被定义为一个人在有压力或有挑战性的情况下的行为方式[20]。在老年时期，应对主要是指适应生理上、精神上和社交方面发生的变化。根据 Lazarus 和 Folk[20] 的说法，有两种主要的方法来应对压力和挑战，即所谓的以问题为中心的应对和以情绪为中心的应对。以问题为中心的应对方式包括改变导致问题的原因，而以情绪为中心的应对方式则意味着改变人们导致问题的看法。老年人似乎通过降低他们的期望值来使用以情绪为中心的应对方式，他们依靠日常的生活习惯来减少问题和压力的可能性，并对损失和衰退进行补偿。例如，Ann 通过使用助听器来弥补听力损失，这样她就可以与在场的几个人进行对话。

（二）控制感

研究表明，更强的控制感与更好的认知功能、良好的健康状况和情绪健康有关[19,21]。它可以在老年面对健康受损和其他功能丢失时起到保护作用。此外，最初控制感较低的人则更容易受到老年可能带来的变化的影响。它可以导致更少地参与到更适当的应对策略中，如身体活动和心理训练。女性的控制感似乎比男性低，但这种性别差异在高学历者中不太明显[19]。受教育程度低和低收入的人比经济和教育程度良好的人对生活的控制感更差。由于新一代的老年人与前几代人相比具有更高的教育水平，我们可以假设这将对应对能力和控制感产生影响。但是，一方面要尽可能掌控各方面（如改变生活方式），另一方面也要认识到老龄化的某些方面是无法控制的[22]，两者之间可能存在着困难的平衡。其中一点是，随着年龄的增长，人们更容易失去亲人和生病。后文将简要回顾老年人最常见的心理健康问题/障碍，并概述一些可能的干预措施和策略。

四、老年人的心理健康问题

虽然现在许多老年人的健康状况比前几代人要好，但随着年龄的增长，他们越来越容易受到疾病的影响。这既适用于身体疾病，也适用于精神疾病。除了阿尔茨海默病和其他痴呆等神经认知障碍外，抑郁症和焦虑症是老年人中最常见的精神健康问题[23]。睡眠问题和慢性疼痛往往伴随着抑郁和焦虑，而且这些症状相互加重。此外，焦虑和抑郁症状往往伴随着严重的躯体疾病和神经认知障碍，并可能加剧这些症状。老年人的焦虑和抑郁的后果往往是毁灭性的，并与身体、认知和社会功能下降有关，这反过来导致生活质量受损，最坏的情况是增加死亡率[23]。

国际研究表明，越来越多的老年人滥用酒精和药物的概率高于前几代人[24, 25]。对许多人来说，酒精和精神活性药物，如苯二氮䓬类药物和其他镇静药，都是应对抑郁思想和情绪的方法。由于与年龄相关的变化，老年人更容易受到酒精和药物的生理影响。酒精滥用和将酒精与精神活性药物联合使用会对健康造成负面影响，增加受伤和跌倒的风险，以及加剧现有的精神健康问题[24]。

（一）危险因素

老年人心理健康问题和药物滥用的风险因素包括遗传衰弱和与年龄相关的神经生物学变化、身体疾病和残疾，以及丧失亲人、孤独和缺乏社会支持等压力事件之间的复杂相互作用。如前所述，与老龄化相关的负面预期也可能导致老年人健康问题和功能衰退的发生[6]。

（二）预防策略

健康和社会护理专业人员可以采取一些策略和干预措施来防止老年人出现心理健康问题和药物滥用。护士、社会工作者和居家护理工作者可以帮助鼓励和激励他们的老年患者改变生活方式，从而对他们的心理健康和身体健康产生积极影响，如建议他们改变饮酒习惯和增加活动量。一方面，应该对"我太老了，无法改变"或"我太老了，无法锻炼"等消极的自我定型观念提出挑战。另一方面，根据常见的日常活动，卫生和社会护理工作者应告知其老年患者体育活动和认知训练和刺激的好处。

（三）处理

对于被诊断患有焦虑症、抑郁症和（或）药物使用障碍的老年人，有可用的循证治疗方法[23,24]。认知行为疗法和生活回顾疗法这两种形式的心理治疗和心理干预都被证明对老年人有效。然而，研究表明，老年人口中的精神障碍仍然存在检测不足和治疗不足的问题[23,24]。

（四）智力障碍和老龄化

与普通人群一样，智力障碍人群的预期寿命有所延长，许多人将步入老年。智力障碍患者构成了一个异质性人群，其中唐氏综合征是导致智力障碍的最常见原因[26]。智力障碍人的一个共同特征是，衰老开始的年龄比一般人要小。与年龄增加相关的问题，如视力和听力障碍，发生在成年早期；而心理健康问题，如焦虑和抑郁，在智力障碍患者中比在普通人群中更常见。此外，有智力障碍的人有更高的风险发展为早期痴呆[26]。医疗健康服务仍然没有及时发现一些本可以预防或治疗的智力障碍的健康状况[26]。这在很大程度上是由于缺乏对智力障碍人群衰老的了解。为智力障碍人群服务的卫生和社会护理专业人员需要有关老龄化和智力障碍的基本知识。他们应该能够支持和鼓励他们的患者参加活动，以防止或延缓功能衰退，以及防止与老年有关的各种健康状况。智力障碍人群和普通人一样需要刺激和训练。然而，他们对周围环境的依赖程度比一般人要大得多。

结论

本章的目的是让读者了解正常年龄相关的认知、个性、应对和控制的变化。此外，还强调了老年的异质性和巨大的多样性，以及发展和衰退在整个生命周期的平行过程。关于老年衰弱和衰退的消极自我定型可以作为导致健康和功能受损的自我实现预言。本章还提供了一些预防早衰和疾病的策略，如鼓励精神和体育锻炼，并定期进行日常活动。

推荐阅读

［1］ Carstensen, L et al. Emotional experience improves with age: evidence based on over 10 years of experience sampling. Psychol Aging. 2011; 26(1): 21–33.

［2］ Levy BR. Mind matters. Cognitive and physical effects of aging self-stereotypes. J Gerontol B Psychol Sci Soc Sci. 2003; 58B(4): 203–2011.

［3］ Coppus, A.M.W. People with intellectual disability: What do we know about adulthood and life expectancy? Dev Disabil Res Rev. 2013; 18:616.

参考文献

［1］ Coleman PG, O'Hanlon A (2004) Ageing and development: theories and research. Oxford University Press, New York, p 244.

［2］ Kessler EM, Kruse A, Werner-Dahl H (2014) Clinical geropsychology. A lifespan perspective. In: Pachana NA, Laidlaw K (eds) The Oxford handbook of clinical geropsychology. Oxford University Press, Oxford, pp 3–25.

［3］ de Lange AMG, Sjøli Bråthen AC, Rohani DA, Grydeland H, Fjell AM, Walhovd KB (2017) The effects of memory training on behavioral and microstructural plasticity in young and older adults. Hum Brain Mapp 38(11):5666–5680.

［4］ Zöllig J, Martin M, Schumacher V (2014) Cognitive development in ageing. In: Pachana NA, Laidlaw K (eds) The Oxford handbook of clinical geropsychology. Oxford University Press, Oxford, pp 125–144.

［5］ Margrain TH, Boulton M (2005) Sensory impairment. In: Johnson ML (ed) The Cambridge handbook of age and ageing. Cambridge University Press, Cambridge, pp 121–130.

［6］ Levy BR (2003) Mind matters. Cognitive and physical effects of aging self-stereotypes. J Gerontol B Psychol Sci Soc Sci 58B(4):203–2011.

［7］ Levy BR, Ferucci L, Zonderman AB, Slade MD, Tronocoso J, Resnick SM (2015) A culture-brain link: negative age stereotypes predict Alzheimer's disease biomarkers. Psychol Aging 31(1):82–88.

［8］ Engvig A, Fjell AM, Westlye LT, Moberget T, Sundseth Ø, Larsen VA et al (2010) Effects of memory training on cortical thickness in the elderly. Neuroimage 52(4):1667–1676.

［9］ Erikson EH, Erikson JM, Kivnick HQ (1986) Vital involvement in old age: the experience of old age in our time. Norton, New York, p 352.

[10] McCrae RR, Costa PT (2003) Personality in adulthood, a five-factor theory perspective, 2nd edn. Guidford Press, New York, p 261.

[11] Chopik WJ, Kitayama S (2018) Personality change across the life span: insights from a cross-cultural, longitudinal study. J Pers 86: 508–521.

[12] Carstensen L, Pasubathi M, Mayr U, Nesselroade JR (2000) Emotional experience in everyday life across the adult life span. J Pers Soc Psychol 79:644–655.

[13] Löckenhoff CE, Costa PT, Lane RD (2008) Age differences in description of emotional experience in oneself and others. J Gerontol B Psychol Sci Soc Sci 63:92–99.

[14] Carstensen L et al (2011) Emotional experience improves with age: evidence based on over 10 years of experience sampling. Psychol Aging 26(1):21–33.

[15] Blazer D (2010) Protection from late life depression. Int Psychogeriatr 23(2):171–173.

[16] Mroczek DK, Spiro A, Griffin PW (2006) Personality and aging. In: Birren JE, Schaie KW (eds) Handbook of the psychology of aging. Academic Press, San Diego, pp 363–377.

[17] Rasmussen HN, Scheier MF, Greenhouse JB (2009) Optimism and physical health: a meta-analytic review. Ann Behav Med 37(3):239–256.

[18] Lachman ME, Weaver SL (1998) The sense of control as a moderator of social class differences in health and wellbeing. J Pers Soc Psychol 74:763–773.

[19] Lachman ME, Neupert SD, Agrigoroaei S (2011) The relevance of control beliefs for health and aging. In: Schaie KW, Willis SL (eds) Handbook of the psychology of aging. Academic Press, San Diego, pp 175–190.

[20] Lazarus RS, Folkman S (1984) Stress, appraisal and coping. Springer, New York, p 456.

[21] Caplan LJ, Schooler C (2003) The roles of fatalism, self-confidence and intellectual resources in the disablement process in older adults. Psychol Aging 18:551–561.

[22] Heckhausen J, Wrosch C, Schulz R (2010) A motivational theory of life-span development. Psychol Rev 117(1):32–60.

[23] Fiske A, Wetherell JL, Gatz M (2009) Depression in older adults. Annu Rev Clin Psychol 5:363–389.

[24] Barry KL, Blow FC (2016) Drinking across the lifespan: focus on older adults. Alcohol Res 38(1):115–120.

[25] Caputo F, Vignoli T, Leggio L, Addolorato G, Zoli G, Bernardi M (2012) Alcohol use disorders in the elderly: a brief overview from epidemiology to treatment options. Exp Gerontol 47(6):411–416.

[26] Coppus AMW (2013) People with intellectual disability: What do we know about adulthood and life expectancy? Dev Disabil Res Rev 18:616.

第6章
性亲密关系与性老化
Sexual Intimacy and Ageing

Dawne Garrett 著
陆相云 译　和　晖　张秋阳 校　李高洋　王丽莉 审

学习目标

本章将使您能够：
- 了解性衰老的健康和社会方面。
- 辨别促进性亲密关系的障碍和促进因素。
- 探究促进性老化健康的临床干预措施。

　　性表达是健康老龄化的一个正常、自然和积极的方面；它是一种人格的表达，是对生命的肯定。性是人类的一个核心特征。Maslow[1]定义了需求层次理论，性被定义为人类"基础"或"生理"的需求。人们可以在一生中保持性亲密关系，与年龄相关的变化是复杂的，性行为也会发生改变。

　　性健康有益于晚年的健康和生活质量，性亲密关系是许多老年人生活中宝贵的一部分，无论是长期关系还是新的亲密关系都能带来身心欢愉。从社会学的角度来说，人们随着年龄的增长，经历了积极、消极或中立的生活转变。他们也经历了生理上、心理上及病理上的变化。随着时间的推移，当社会结构和制度发生变化时，人口、技术和社会规范也会发生变化，这些因素之间存在交互关系[2]。老年人的寿命比以往更长久，许多老年人享有高质量的生活，但必须承认，老年人患有两种及两种以上的长期疾病是很常见的[3]。退休时光比以往任何时候都长，许多老年人享有更多的时间和私人空间陪伴彼此，并表达对彼此的感情[4]。此外，老年人如今也被视为新兴事物和服务的消费者，如度假、艺术革新和功能适应[5]。

然而，性亲密关系仍是许多医疗人员在老年人的临床工作中尚未探究的话题。性健康的各个方面常常会被回避，人们提出了许多理由来解释为什么不对此问题进行讨论或临床评估。其中包括这样的想法，即"这对他们来说太尴尬了"，或者说是冒犯的和不专业的，或者有时是因为如果对方提出此类问题，我们不知道如何回应。在本章中，我们将关注性老化过程中发生的生理变化，认识到这种进展和影响是高度个体化的。作为医疗人员，我们需要了解关于晚年性亲密关系的偏见和理念，探索预期和可能的干预措施。性健康老化存在许多障碍和促进因素，每个人都有既定的性健康权利。我们需要知识和技能来促进老年人的性健康。

一、老年人的性亲密关系

老年人在其一生中已经并将继续看到性表达本质的巨大变化。他们有更多的自由做自己，并以多种方式考虑他们的性行为。在英国，离婚和再婚的人数不断增加，越来越多的人同时生活在异性恋和同性恋的关系中，以及处于新型不同居的流动关系中。避孕、性交困难和性传播疾病（sexually transmitted infections，STI）治疗的可获得性、本质性和有效性在整个生命周期中都有所增加。老年人对性、约会和代际婚姻的认识不断增强[6]。许多早期社会道德的禁忌已经被消除。然而，核心家庭的刻板形象，即明确异性角色分工的家庭模式至今依然存在。不过，这种关系正在发生变化，尤其是对老年人而言，以前受制于经济的伴侣关系正在让位于相互平等、相互支持的关系。老年人经历了多方面的变化，如性别化活动、技术和医疗创新、提高女性独立性、婚姻功能和角色变化、增加对性行为的教育和理解等。简而言之，他们见证了英国社会历史上发生的一些伟大的变化。他们改变、回应和创造社会习俗的能力是非常显著的。

随着文化和临床医学的发展，世界卫生组织倡导以权利为基础的性亲密关系，并提出明确的定义和愿望。以下为世界卫生组织提出的相关定义[7]，以便为21世纪有关性活动的讨论提供信息。

（一）性别

性别是指将人类定义为女性或男性的生物学特性。虽然这些生物学特性并不相互排斥，因为有些人同时拥有这两种特性，但目前更倾向于将人类分为男性和女性[8]。

（二）性健康

根据卫生组织目前的工作定义，性健康是：

"与性有关的身体、情感、心理和社会健康状态，这不仅仅是没有疾病、功能障碍或衰弱。性健康要求对性行为和性关系采取积极和尊重的态度，并有可能在没有胁迫、歧视和暴力的情况下获得愉快和安全的性体验。为了实现和维护性健康，所有人的性权利必须得到尊重、保护和满足[9]。"

（三）性权利

越来越多的人认为，如果不尊重和保护人权，就无法实现并维护性健康。后文给出的性权利定义来源于世界卫生组织关于性健康有关的人权进行讨论的结果。性健康的实现与人权得到尊重、保护和实现的程度有关。性权利包括国际社会认可的某些人权、区域人权文件和其他共识文件，以及国家法律中已经承认的某些人权。

对实现性健康至关重要的权利包括以下内容。
- 平等和不歧视的权利。
- 免于酷刑，以及残忍的、不人道的或有辱人格的权利。
- 隐私权。
- 享有能达到的最高标准健康（包括性健康）和社会护理的权利。
- 婚姻的权利，建立家庭的权利，在自由和完全同意的情况下缔结婚姻，以及在解除婚姻时平等的权利。
- 决定子女数量和生育间隔的权利。
- 受教育权和知情权。

- 言论和表达自由的权利。
- 对侵犯基本权利的行为享有有效补救的权利。
- 治疗或处罚的权利。

正确行使人权要求所有人都尊重他人的权利。老年人往往不知道他们的医疗健康权利，他们对性行为的权利可能是以往没有考虑过的。因此，与同事和他人分享这些权利有助于提高老年人权利意识。

二、与性行为有关的生理变化

人们普遍认为，老年身体变化的程度和时机是因人而异的。此外，一个人的性行为越活跃，他（她）的性反应模式可能发生的变化就越少[10]。

（一）女性身体变化

在整个生命过程中，睾酮水平的正常下降（男女都有）会产生深远的影响。睾酮由睾丸和卵巢产生，并影响性欲。然而，在绝经后的几年里，卵巢也提供少量的睾酮、雌激素和雄烯二酮。血清睾酮水平的下降被认为与性欲的下降是相平行的[6]。

关于女性身体的生理变化，最常被提及的是雌激素分泌的下降及其对泌尿生殖系统老化的影响[11]。泌尿生殖系统老化与阴道干燥和萎缩尤为相关，对个人的影响从轻到重，程度不等。症状包括外阴疼痛、性交困难（性交疼痛）和瘙痒。此外，还涉及与性欲唤起有关的润滑能力降低[10]、阴道血流量和充血减少。

阴蒂变小[11]，由于阴唇没有完全兴奋，阴道性交可能会更加困难；如果存在阴道缩短和变窄，宫颈可能会下降，增加宫颈碰撞的机会。所有这些因素都可能影响阴道插入式性交，但重要的是要认识到，许多人在没有阴道插入的情况下依然有充分满意的性生活。随着女性年龄的增长，阴道收缩变少变弱，但性高潮或多重性高潮反应仍然存在[10]。

绝经对性功能的影响可能意味着性交质量的降低，但不会影响其他性行为[12]。定期的盆底功能锻炼可以增加肌力，降低尿失禁的风险，激素替代疗法（hormone replacement therapy，HRT）仍然适用于部分女性，可以缓解一些不适。虽然有很多与更年期有关的说法，但只要身体健康、保持良好的亲密关系和适当的保健，性活力可能会在女性生命的成熟岁月中持续存在。我们需要意识到性功能趋于"医疗化"的治疗方法有许多，如在药房、超市和互联网上都能买到润滑剂。在老年女性中，乳腺癌和子宫内膜癌的患病率都在增加，这与身体形象、自尊和性反应有关。

（二）男性身体变化

随着男性年龄的增长，睾丸激素的减少可能导致勃起硬度下降，射精较弱，射精时间变长；此外，性高潮的可能性降低，不应期延长。Meston[13]指出，此时阴囊血管充血减少，阴囊张力降低，勃起延迟。

前列腺增生的患病率也随着年龄的增长而增加。前列腺增生是指前列腺腺体增生过度，可为良性或恶性。夜尿症（夜间小便，常伴有前列腺炎）是常见的症状；约1/3的男性会出现溢尿症状，所有这些症状都会对性行为产生重大影响。阴茎敏感性也会随着年龄的增长而降低，阳痿的发生率也会增加。

阳痿会给男性造成心理上的困境导致性回避和厌恶；伴侣对性问题的反应是非常重要的，因为缺乏伴侣支持会导致进一步的困境[14]。值得一提的是，这方面的研究主要集中在异性恋伴侣身上。

（三）关于两性的变化

众所周知，性行为的减少通常是由于年龄变化和行动力下降，但必须指出，糖尿病、心血管疾病和癌症等慢性病会对性行为产生负面影响，而且这种疾病的患病率随着年龄的增长而增加[15]。

尿失禁会对老年人的性行为产生相当大的影响，因为尿失禁会影响自尊心和性欲。常见的原因有肥胖、雌激素缺乏（女性）、神经系统疾病（如帕金森病或多发性硬化症）、尿路感染、药物治疗等。充盈性尿失禁常由膀胱梗阻造成，膀胱梗阻可能由便秘或膀胱结石引起，男性膀胱梗阻也有可能由前列腺增生引起。

总之，男性和女性在老年时都会发生生理性变化，这些变化可能会影响他们对性功能的选择；然而，这种变化并不一定会导致无法维持性行为甚至性交。身体健康和沟通能力已被证明有助于老年人保持性活跃。作为照护长期疾病患者的卫生护理专业人员，我们的研究提供了一个讨论个人化性健康需求，并帮助他们规划未来的机会。

三、性亲密关系的障碍因素

许多老年人很少或没有接受正规的性教育，他们成长在一个性行为不被讨论、性感受被压抑的时代。对于那些认为性快感不如生育重要的女性来说，情况尤其如此。非二元性别的问题很少被探讨，性表达何时合适或不合适对社会影响很大。同性性行为受到法律和道德的双重制裁，结婚并融入主流社会生活的想法对许多同性恋老年人来说可能是一个遥远的梦想。

> **思考问题**
>
> 1. 您对老年人的性行为有什么看法？
>   当您第一次决定读这一章的时候，您最初的想法是什么？
> 2. 您能想象，如果您目前的性活动或不活动受到限制，仅仅是因为您变老了吗？
>   - 这会让您有什么感觉？
>   - 您将如何挑战这些限制？

（一）社会障碍

在社会中，老年人通常被描述为无性生物，在一个重视年轻人的文化中，老年人被认为身体没有吸引力[16]。然而，这些陈旧的刻板印象正在开始改变，人们开始强调生命过程中的性行为[17]。有趣的是，这是由于性行为的医疗化所带来的，随着药理学的持续发展，公众对性行为生理学功能可以维持的认知有所提高。通常认为，阴茎插入阴道是一个常规的性行为。这种方式可能存在问题，因为它造成了"功能性与非功能性的二元对立，并鼓励限制性表达的意义和范围"。Carpenter[2]在《生命历程》（*Life Course*）中提出了一个交叉性框架，该框架认为性别和性身份的认同与宗教、残疾和社会阶层交织在一起，并导致了性信仰和性行为的认定。

老年人关系的现状是多样的和不断变化的。现代离婚率和再婚率稳步上升,导致许多人对老年生活有了更积极的体验,因为以前的老年人可能会因为社会习俗而被迫保持不满意的关系。相反,一些老年人,尤其是同性恋者,更可能独自生活[18],并可能因家庭支持有限而承受额外的压力。许多开始新恋情的老年人担心在实际和财务方面会对他们的大家庭产生影响,目前也很少有关于晚年再婚的相关研究。然而,对于年龄较大的异性恋女性来说,她们尤其担心与一个新男人建立一段关系的财务风险,此外还担心失去自主权。这种恐惧可能产生于一个男人被视为户主、控制财务收支的时代。这种不安的一个主要方面是,当伴侣的健康状况开始恶化时,女方担心不得不扮演护理的角色[19]。此外,也缺乏任何关于老年性健康需求的统一国家政策。在英国,有政策文件论述了有关性和老年人问题,同时包括过去 55 年来出现的与性行为相关的文化变化。

> **思考练习**
>
> 在接下来的 24h 内,观察向公民发送的有关性行为的信息;这些通常是隐含的或微妙的,如广告、音乐、社交媒体植入式广告或文学作品。看看人们对美感、青春和健康方面的价值观。

(二)污名化和刻板印象

在西方文化中,年长的成年人认为性是年轻和美丽的东西。在老年人中,性是可耻的或根本不存在的,这造成了一种内在的污名化和低自尊。从文化上讲,露骨地描写老年人的性特征仍然是禁忌。媒体发出了明确的文化信号:性是年轻人的专利。尽管人们对性的理解不断加深,性功能障碍的治疗也越来越有效,但年龄歧视的观念依然存在[6]。

DeLamater[4]也认为,生理变化不应该影响人的性功能(尽管人们承认,可能需要做出改变来适应老龄化的影响),人们所经历的变化是社会价值观的结果。显然,夫妻的性态度对性行为有重要影响。他们把自己与更广泛的社会反应联系起来，这对他们如何看待自己的性行为有强大的影响，是性活动的一个重要决定因素。尽管社会上有关于性的探讨，但对"正常行为"根深蒂固的看法仍然存在，这意味着性是属于年轻人享受的专利，那么它可能会对老年人的生活方式产生负面影响。然而，随着人口老龄化，我们开始看到塑造老年人性行为讨论的观念（内化的文化规范）被瓦解，随着"婴儿潮一代"的年龄进一步增长，这变化可能更显著。

四、获得医疗健康的障碍

我们早就认识到，有必要对医疗从业者进行全面评估，但这方面存在巨大障碍。Dyer 和 Nair[20] 认为，护士保持沉默的原因有很多，其中包括担心冒犯他人、个人心理不适、担心自己的能力等一系列问题，以及他们可能认为这不是他们的责任。

一些护士觉得自身储备不佳，可能会因为太尴尬而不愿谈论病症和治疗方案对性的影响。显然，在任何医疗保健专业人员的培训课程中，很少讨论老年人的性需求[21]。对于许多老年人来说，正常的衰老过程和病理变化，如尿失禁、勃起困难和痛苦的性关系，都因为他们无法寻求帮助而没有得到解决。前往性健康诊所就诊也可能受到限制，特别是如果老年人有行动或交通方面的困难，或者觉得诊所是为年轻人量身定做的。事实上，性健康诊所可以为老年人提供广泛的信息和建议，特别是关于性传播疾病的信息和建议，并可以考虑是否需要性心理支持。此外，老年人也可以与初级保健团队的成员进行交流。然而，我们知道，由于尴尬而导致的沟通困难可能意味着渴望性亲密且有健康需求的老年人会不敢开口表达自己的需求，并且感觉和医疗从业者难以实现真正的沟通。

五、老年人性亲密关系的促成因素

老年人经历了许多社会变化。在后现代时期，婚姻并不是性的先决条件，夫妻越来越能够制订自己的性规则。自由选择的增加也意味着，如果关系不好，夫妻不必勉强在一起。

虽然关系变得更亲密和松弛，但矛盾的是，人们对伴侣的期望值也增加了，这可能会给个人带来压力。

技术的进步改变了社会活动，如网恋，这使老年人能够寻求与他们以前经历过的不同的关系[22]，潜在地允许他们表达性行为的不同元素或扮演不同的角色。互联网除了用来约会，还可以回答可能令人尴尬的医学问题，并提供新的性信息。老年人利用互联网购买性辅助药物，如俗称"伟哥"的药物。这些可能会带来新的性自由，但也会带来更多的问题和潜在利用。

（一）关系

在老年人的关系中，性亲密是一种巨大的乐趣，有助于获得舒适感和幸福感。英国当代老年人享有世界上最好的医疗健康和良好的生活水平。与先辈不同的是，他们退休后的时间很长，通常有健康、时间和金钱来经营他们的人际关系。他们发明了新的生活模式；把房子或公寓集中在一起形成不同形式的同居，有时被称为"婚姻内分居"，即老年人知道自己是一对夫妇，但出于家庭或经济原因，选择拥有或租赁自己的房子。

（二）关于老年人性行为的信息

现在有许多专门针对老年人的网站和自助书籍，这些网站经常建议将性行为的类型改为非插入性行为、互相自慰、给予和接受口交、加强体育锻炼和一些教育信息。目前存在大量可访问的互联网网站，医疗从业者应该意识到他们可以向老年人推荐可信赖的网站，本章的参考资料部分提供了许多有用的网站。

（三）干预

有一些药物可以帮助促进性行为。女性可以使用激素替代疗法，而男性则可以因勃起功能障碍使用磷酸二酯酶-5抑制药等药物（包括"伟哥"）。这些药物不会引起勃起，但通过平滑肌松弛增加阴茎海绵体的血液流量，从而影响对性刺激的反应，增强勃起。该药和此类药物的广泛使用显然表明了这种药物的需求。现在，水溶性和雌激素增强型的润滑剂（针对女性）更容易获得并经常被使用[23]。除了这些药物外，也可以通过更复杂的镇痛方法来减轻疼痛促进性行为。

本章已经展示了一系列支持性亲密行为的干预措施，而且可能会在未来几年进一步发展，但证据基础是不足的，增强性亲密行为的潜力还没有完全被挖掘。

六、医疗从业者的角色

人们认识到，性和性健康需求是保健实践中评估不足的部分。许多老年人说他们以前从未有机会谈论性，并且十分珍惜这个机会[24]。护士通常是患者第一个与之交谈的医护人员，护士的态度和反应会影响这样的谈话。据悉，如果护士对这个问题感到不适，就会无意识地限制老年人讨论性需求话题[25]。重要的是，卫生保健专业人员要承认他们在讨论性方面存在困难，并意识到我们都受到社会和文化对性的影响。临床观察和案例讨论可以为我们提供机会来探索关于性亲密和老年人的自身信仰和价值观。

我们应该为许多问题提供建议和指引，其中包括性传播相关疾病。我们知道，老年人不太可能使用避孕套，在英国，性传播疾病的患病率在老年生活中越来越高[26]，这表明临床医生明显需要解决老年人的性问题。

医疗健康专业人员需要意识到，患者经常以不准确的方式使用诊断术语。虽然既往史很重要，但 Skultety[10] 解释说，性讨论不是关于细节，而是关于性行为的信仰和想法。她指出，重要的是要允许和鼓励对一系列性行为进行广泛的定义和考虑，而不是仅仅专注于性交。

一些老年人可能有性别偏好，可能更愿意与同性谈论性。在很多场景下都能以一种简单和不冒犯的方式提出性亲密关系的话题，如在讨论长期疾病对健康的影响时，或者呼吸困难或疼痛时，可以借此成为谈论性话题的开场。在康复过程中，护士可以解释如何通过辅助患者姿位摆放克服活动问题，在讨论药物不良反应时，可以引入对性欲的影响。同样，我们也碰到尿失禁的问题，这也可能是一个讨论性亲密相关问题的机会。许多老年人只是在等待机会或许可来讨论他们的性健康需求。谈话应该是私人的、从容不迫的，而且可能需要为后续的预约或谈话预留机会。

PLISSIT 模型

有一些模型和评估工具可以帮助医疗健康从业者认识或治疗性健康需求。

最常见的模型之一是性治疗的 PLISSIT 模型，它设定了一个治疗框架，在这个框架中这些问题可以被讨论到[27]。显然，性治疗是一种非常特殊并值得推广的技能，该模式在许多场景均适用，并提供了一种将性健康引入临床对话的方法。

PLISSIT 有 4 个层级的干预和互动，这与提供给患者帮助的种类及程度有关。不同的层次主要围绕着患者的需求，以及他们在讨论性和性健康时的舒适度。

第一层级是许可。临床医生允许患者对某个话题感到舒适，或者允许他们改变生活方式或获得医疗援助。之所以建立这一层级，是因为许多患者仅需要被允许说出和表达他们对性问题的担忧，以便理解和跨过这个障碍，通常不需要模型的其他层级干预。临床医生需要作为一个接受性的、非批判性的倾听者，允许患者讨论那些对其来说太尴尬而无法讨论的问题。

第二层级是有限信息。临床医生向患者提供关于讨论主题的有限和具体的信息。由于有大量的可讨论信息，医疗健康专业人员必须了解患者希望讨论的性话题，以便为这些具体的主题提供信息、组织和支持。

第三层级是具体的建议。专家针对具体情况和困难向患者提出建议，以帮助患者解决心理或健康问题。这可以包括关于如何处理性相关疾病的建议，以及关于如何通过患者改变其性行为来更好地获得性满足的信息。这些建议可能像推荐锻炼身体一样简单，也可能涉及具体的活动方案或药物治疗。

第四层级是强化治疗，也是最后一个层级。临床医生将患者引荐给其他心理和医疗卫生专业人员，这些专业人员可以帮助患者处理他们更深层次的、根本的问题和表达的担忧。随着互联网时代的到来，这一级别也可能指的是专家推荐的专业在线资源，以便患者在更私人的环境中浏览其具体问题。

结论

本章探讨了与老龄化和性亲密关系相关的广泛问题，其中包括性保健的心理、生理和社会方面。探究了医疗从业者在此类问题中的角色和责任。显然，从业人员的知识、技能和态度对提供整体护理至关重要，而不涉及性健康需求的评估是不完整的评估。从业者需要了解自己对老年人和性亲密行为的偏见和假设。包括在提供性保健之前自我处理不适的感觉，从业人员应该有机会接受临床培训，并在安全的环境中探究他们的担忧。

核心内容是，我们需要与老年人就他们的性健康需求进行专业对话，并通过适当和及时的教育、告知、干预或转诊，对这些需求的表达采取行动。我们有义务也有责任确保老年人的性权利得到尊重、保护和实现。

推荐阅读和相关网址

[1] Age UK https://www.ageuk.org.uk/information-advice/health-wellbeing/relationships-family/sex-in-later-life/#
[2] NHS https://www.nhs.uk/live-well/sexual-health/sex-as-you-get-older/
[3] https://www.evidence.nhs.uk/search?q=sexual+health+and+older+people

参考文献

[1] Maslow AH (1943) A theory of human motivation. Psychol Rev 50:370–396.
[2] Carpenter LM (2016) Studying sexualities from a life course perspective. In: Delamater J, Plante RF (eds) Handbook of the sociology of sexualities. Springer, Switzerland, pp 65–89.
[3] Age UK (2015) Long term conditions briefing. Age UK, London.
[4] Delamater J (2012) Sexual expression in later life: a review and synthesis. J Sex Res 49(2): 125–141.
[5] Kohlbacher F, Herstatt C (2011) The silver market phenomenon: marketing and innovation in the aging society, 2nd edn. Springer, Berlin.
[6] Weeks DJ (2002) Sex for the mature adult: health, self-esteem and countering ageist stereotypes. Sex Relationsh Ther 17(3):231–249.
[7] World Health Organisation (2002) Defining sexual health: report of a technical consultation on sexual health. WHO. http://www.who.int/reproductivehealth/topics/sexual_health/sh_definitions/en/. Accessed 2 June 2017.
[8] World Health Organisation (n.d.) Defining sexual health. http://www.who.int/reproductivehealth/topics/sexual_health/sh_definitions/en/. Accessed 6 Dec 2016.
[9] World Health Organisation (2015) Sexual health, human rights and the law. WHO. http://apps.who.int/iris/bitstream/10665/175556/ 1/9789241564984_eng.pdf. Accessed 7 Jan 2018.
[10] Skultety KM (2007) Addressing issues of sexuality with older couples. Generations 31(3): 31–37.
[11] Pariser SF, Niedermier JA (1998) Sex and the mature woman. J Womens Health 7(7):849–859.
[12] Ambler DR, Bieber EJ, Diamond MP (2012) Sexual function in elderly women: a review of current literature. Rev Obstet Gynecol 5(1): 16–27.
[13] Meston CM (1997) Aging and sexuality. West J Med 167(4):285–290.
[14] Li H, Gao T, Wang R (2016) The role of the sexual partner in managing erectile dysfunction. Nat Rev Urol 13:168–177.
[15] Zeiss AM, Kasl-Godley J (2001) Sexuality in older adults' relationships. Generations 25(2): 18–25.
[16] Menard AD, Kleinplatz PJ, Rosen L, Lawless S, Paradis N, Campbell M, Huber JD (2015) Individual

[17] Public Health England (2015) Taking a life-course approach to sexual and reproductive health. Public Health England, London.
[18] Age UK (2018) https://www.ageuk.org.uk/our-impact/policy-research/loneliness-research-and-resources/combating-loneliness- amongst-older-lgbt-people-a-case-study-of-the-sage-project-in-leeds/
[19] Bildtgard T, Öberg P (2015) Time as a structuring condition behind new intimate relationships in later life. Ageing Soc 35(7): 1505–1528.
[20] Dyer K, Nair R (2012) Why don't healthcare professionals talk about sex? A systematic review of recent qualitative studies conducted in the United Kingdom. J Sex Med 10:2658–2670.
[21] Evans DT (2013) Promoting sexual health and wellbeing: the role of the nurse. Nurs Standard 28(10):53–57.
[22] McWilliams S, Barrett AE (2014) Online dating in middle and later life: gendered expectations and experiences. J Fam Issues 35:182–129.
[23] Miller CA (2004) Nursing for wellness in older adults: theory and practice. Lippincott Williams & Wilkins, Philadelphia.
[24] Gott M, Hinchliff S (2003) How important is sex in later life? The views of older people. Soc Sci Med 56(8):1617–1628.
[25] Mueller IW (1997) Clinical savvy. Common questions about sex and sexuality in elders. Am J Nurs 97(7):61–64.
[26] Public Health England (2016) New STI diagnoses & rates by gender sexual risk and age group 2011-2015. Public Health England, London.
[27] Annon JS (1976) The PLISSIT model: A proposed conceptual scheme for the behavioral treatment of sexual problems. J Sex Educ Ther 2(1):1–15.

(continuation from previous page)
and relational contributors to optimal sexual experiences in older men and women. Sex & Relationsh Ther 30(1):78–93.

第 7 章
衰弱：老年人剩余生命护理
The Frailty Approach: Rest-of-Life Care of the Older Person

John Alexander Mckay **著**

许蕊凤　郭美含　郭馨卉 **译**　吴松梅 **校**　李高洋　张琳 **审**

学习目标	本章将使您能够： ● 有信心对待复杂的年老体弱患者。 ● 采用系统方法评估老年人。 ● 快速准确获得患者的情况及其需要，以便实施护理计划。

概述

本章将讨论老年人情况的复杂性。为此，"衰弱"一词将被明确定义，成为一种重要的临床综合征并对其诊断进行了解释。通过有条理的循证的方法，您将有信心应用这些知识，并有效地掌握支持和管理衰弱老年患者所需要的技能。衰弱的学习适用于护士、治疗师、保健人员或社会护理专业人员遇到老年患者的所有场景中，无论是在医院病房、急诊科、门诊部、养老院或疗养院、临终关怀院还是患者自己家中。

> **思考问题**
>
> ● 您为什么认为了解和理解衰弱及其对老年人的影响很重要？

学习衰弱的方法

我们每个人都有属于自己的人生故事，一个帮助我们欣赏、理解并参与的故事。这是老年人综合评估的重要组成部分。我母亲是英国国家医疗服务体系（National Health Service，NHS）的一名护士，1951—1954年在伦敦接受培训。她是一名护士长，她30多岁时得了癌症并一直活到了90岁。她长期患阿尔茨海默病，病情不断恶化，令人棘手，在家中居住6年半后离世，那段时间她会读一些以前我从未听她讲过的诗。我父亲一生都受到我母亲的照顾，后来他成了我母亲的主要照顾者。最后他得了急性白血病去世，享年78岁。

我的妻子是护士，我的大女儿也是一名护士。我的二女儿正在接受培训，将成为一名语言治疗师，我的三女儿想成为一名社会工作者。我的侄女是一名理疗师，目前正在从COVID-19中恢复。

思考问题

- 您在护理衰弱的老年人时面临的问题是什么？
- 您需要什么类型的知识、技能、态度和行为以富有同情心和专业的态度实施护理？
- "对人性有兴趣是临床医生的基本素质之一，照护患者的秘密在于照护患者[1, p.882]"。对于这句话，您有什么看法？
- 什么事情可以激励并鼓舞您？

本章是关于余生护理的，这是Elanine Horgan向我提出的一个概念，她于2001年担任NHS管理者。她鼓励我使用"余生"这个词，而不是"临终"。此后，这对于与亲属、患者和同事之间的交谈产生了有益的影响。当使用积极的语言时，与患者谈论"结束"就没有那么困难了，这可以帮助我和患者及其亲属讨论接下来会发生什么，"您的余生"是一个不那么吓人的想法。我在NHS担任全科医生（general practitioner，GP）已经25年了，期间在养老院、全科诊所和当地临终关怀机构工作过，本章讲述了过去5年在医院衰弱团队

中的工作经历。我们的多学科团队（multidisciplinary team，MDT）采用了老年综合评估（Comprehensive Geriatric Assessment，CGA）的原则。CGA是一种多层面、跨学科的诊断过程，用于确定衰弱老年患者的医疗、心理和功能能力，以便制订一种协调的综合治疗计划，以及长期随访[2]。Patricia Cantley[3]利用在池塘上的纸船说明了衰弱的概念。一艘折纸船在夏天平静的池塘上嬉戏，只有当太阳退去，风刮起来，船被波浪淹没并最终下沉时，才会暴露它的衰弱。良好的天气和微风，纸船的未来取决于当时的条件。这就好比衰弱的患者，他们得到了良好的护理，解决了他们健康面临的挑战。然而，如果像感染或跌倒等危险因素袭击患者时，那么患者的病情可能变得不稳定。

衰弱并不是一个新概念，但与痴呆一样，由于老年人非特定性的临床表现，衰弱已成为一个重要概念。越来越多的老年人需要护理，有时被称为"银色海啸"（Silver Tsunami）[4]。

现在卫生和保健服务所面临的人口挑战是需要我们考虑的问题。

人口统计学：国内和国际。

人口统计数据（表 7-1）表明世界部分地区的寿命正在延长。

表 7-1 全世界、欧洲/北美和英国的人口统计（预计）数字[5, 6]

	年份	>65岁	>75岁	>80岁	>85岁	>90岁	>100岁
世界范围	2019年	1/11（9%）		1亿4300万			
	2050年	1/16（16%）		4亿2600万			
欧洲/北美	2050年	1/4（25%）					
英国	2019年	1200万	540万		160万	50万	1.5万
	2030年						2.1万
	2041年				320万		
	2066年				510万		

所有卫生系统都在为老龄化人口服务。

联合国声明[6]：

"在全球范围内，65 岁及以上的人口增长速度超过了所有其他年龄组。在 2018 年，65 岁及以上人口总数在历史上首次超过 5 岁以下儿童人口总数。"

在英国[5]，85 岁以上的年龄组增长最快，2041 年中期预计将翻一番达到 320 万，到 2066 年将增长到 3 倍。社会的长足发展和显著进步让人们能够可以足够长寿。然而，卫生医疗健康系统需要有能力照护更多逐步失能、痴呆和衰弱的长寿老人。我们现在将讨论衰弱学习的关键内容。

一、衰弱学习的关键内容：明确核心概念

本部分将定义和解释核心概念，包括衰弱、痴呆、谵妄、多重病症、多重用药和跌倒。它们是对老年人实施有效护理的基础，与所有参与到其护理的专业人员均有关。

（一）衰弱：诊断的定义

随着年龄的增长，衰弱就越普遍，年龄在 85 岁以上的人衰弱发生率就越高（表 7-2）。

表 7-2　不同年龄组衰弱患病率

年龄组	患病率（%）
＞ 65 岁	10
＞ 85 岁	25 ～ 50

改编自 British Geriatric Society[7]

Clegg 等[8, p.752]将衰弱描述为，"人口老龄化最成问题的表现"。Rockwood 等[9]将衰弱描述为临床上有效且有价值的概念。然而，这是一个很难阐述清楚的术语。Moody[10]将衰弱定义为，"在应激事件后，恢复力降低和失代偿的衰

弱增加"。英国老年医学会将衰弱定义为[11, p.6]：

"与衰老过程有关的一种特殊的身体状态，多个身体系统逐渐失去其固有储备。"

Clegg 等[9]描述了一个实用的、可重复的衰弱的"赤字积累模型"，阐述了"与年龄相关的小问题累积起来会导致衰弱"[12]，并制订了临床衰弱量表（图 7-1）。它在临床实践中很受欢迎，并因其依赖于专业判断而获得了广泛的认可。它可用于多种临床场景中衰弱的筛查。

它与卫生专业人员相关，因为它提供了可共享的信息。Rockwood[13]指出："根据临床老年人的相关信息，可以粗略地量化一个人的整体健康状况。"对于所有卫生社会护理专业人员来说，这种评估是有用的，并可以分享的。

（二）痴呆及其与衰弱的密切关系

一份 2020 年英国国家健康与痴呆护理卓越研究所（UK National Institute for Health and Care Excellence）影响报告显示[14]，英国约有 46 万人被诊断出患有痴呆，估计另有 20 万人未被诊断出来。

痴呆是一个概括性术语，用于描述一系列进行性神经障碍，即影响大脑的状况。痴呆有 200 多种亚型，但最常见的五种是：阿尔茨海默病、血管性痴呆、路易体痴呆、额颞痴呆和混合性痴呆。混合性痴呆是合并有不同类型的痴呆[15, p.2]。

痴呆通过损伤脑细胞和阻止大脑的正常功能而导致衰弱。

据估计，25% 的医院床位被痴呆患者占用。然而，阿尔茨海默病协会估计（这是一个非常低的估计），这个数字更有可能高达 50%[16]。

（三）谵妄

后文将重点介绍在照护老年人时经常容易被忽视或诊断不足的一些情况。

临床衰弱量表

	等级	名称	描述
	第1级	非常健康	身体强健、精力充沛、积极、目标明确，规律运动，在同龄者中健康状况最好
	第2级	健康	无临床疾病，但健康状况略逊于第1级；他们偶尔锻炼，例如季节性锻炼
	第3级	维持健康	医疗问题被有效控制，偶尔有症状，除了日常的走路外，他们也不经常活动
	第4级	极轻度衰弱	这一类别标志着从完全独立开始转变。虽然日常活动不依赖他人，但活动受限。最常见的问题是活动变慢和白天活动后疲劳
	第5级	轻度衰弱	经常出现更明显的活动变慢，在日常生活中需要他人的帮助（财务、交通和繁重家务）。通常情况下，轻度衰弱会逐渐影响其购物和独自外出、备餐、服药的能力，并开始限制轻微的家务劳动
	第6级	中度衰弱	所有户外活动和家务方面都需要帮助的人。在室内，上下楼梯及洗澡均需要协助，在穿衣方面也可能需要提供少许的帮助
	第7级	重度衰弱	出于身体和认知因素原因，日常生活完全依赖他人。即便他们病情稳定，死亡风险不高（约6个月内），也需要提供护理
	第8级	极重度衰弱	完全依赖于个人护理并接近生命的终点。通常情况下，一场小病都是致命的打击
	第9级	终末期疾病	接近生命的结束。这一类别适用于预期寿命为6个月的人，他们甚至可能没有严重衰弱（许多绝症患者仍然可以锻炼，直到非常接近死亡）

痴呆患者衰弱评分：

衰弱的程度通常与痴呆的程度相对应。轻度痴呆的常见症状是忘记近期事件的细节，但仍能记住事件本身，重复同样的问题/故事，以及社交减退。在中度痴呆中，尽管他们能很好地记住过去的生活事件，但是近期记忆严重受损。他们可以在提示下进行个人照顾。在严重的痴呆中，如果没有帮助，他们就不能进行个人自理。在非常严重的痴呆中，他们经常卧床不起。许多人实际上是沉默不语的。

图7-1 临床衰弱量表2.0版（经Dalhousie University, Geriatric Medicine Research 许可转载）

谵妄（或"急性精神错乱状态"）是一种常见的临床综合征,其特征是意识、认知功能或感知紊乱,起病急,病程起伏不定。前驱期持续1～2天[17]。

谵妄定义为在正常认知状态下发生的任何急性变化。它可以是活动亢进型（躁动不安、焦躁不安和注意力不集中）,也可以是活动抑郁型（疲惫、安静和困倦）[18]。谵妄需要被重视,因为它会导致严重的不良临床结局。然而,如果处理及时,谵妄是可以预防和治疗的[17]。

活动抑郁型和活动亢进型谵妄的病因是相同的[18],见图7-2[19]。

识别谵妄患者的一个好方法是向其亲属或照护者询问一个问题来确认谵妄（single question to identify delirium,SQuID）[20]:"患者是否比平常显得意识混乱?"然后使用简化智力测试（Abbreviated Mental Test,AMT4）,它包括了

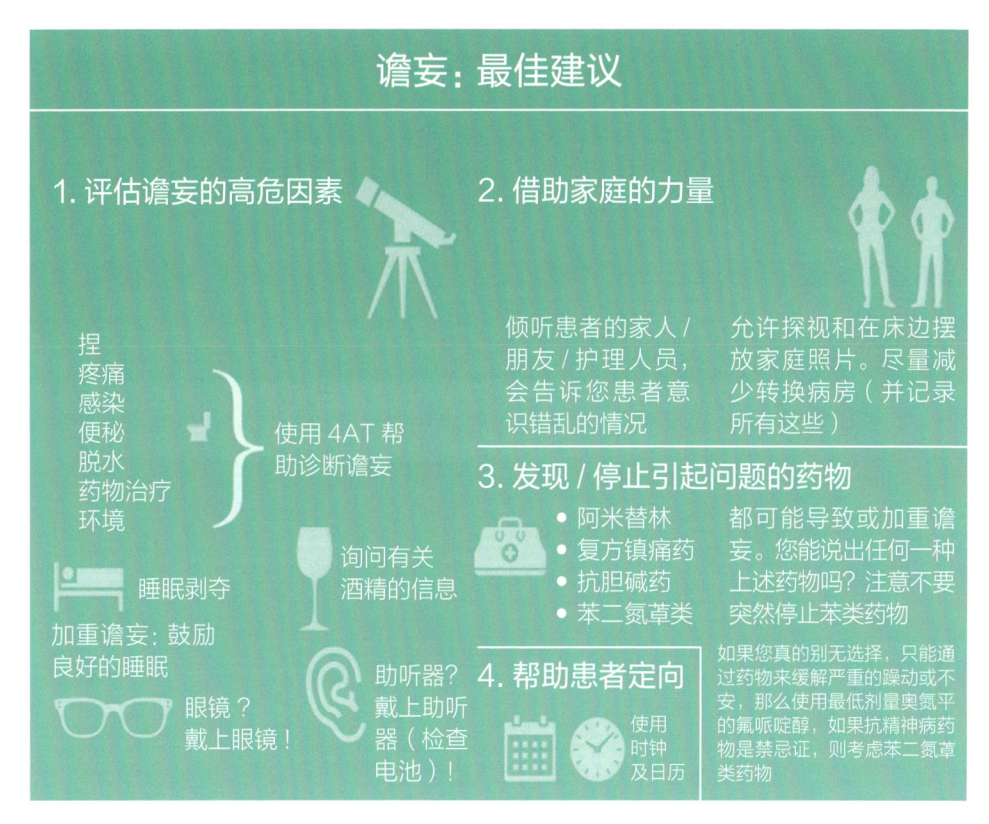

谵妄：最佳建议

1. 评估谵妄的高危因素

捏
疼痛
感染
便秘
脱水
药物治疗
环境

使用4AT帮助诊断谵妄

睡眠剥夺
加重谵妄：鼓励良好的睡眠

眼镜？戴上眼镜！

助听器？戴上助听器（检查电池）！

询问有关酒精的信息

2. 借助家庭的力量

倾听患者的家人/朋友/护理人员,会告诉您患者意识错乱的情况

允许探视和在床边摆放家庭照片。尽量减少转换病房（并记录所有这些）

3. 发现/停止引起问题的药物

- 阿米替林
- 复方镇痛药
- 抗胆碱药
- 苯二氮䓬类

都可能导致或加重谵妄。您能说出任何一种上述药物吗?注意不要突然停止苯类药物

如果您真的别无选择,只能通过药物来缓解严重的躁动或不安,那么使用最低剂量奥氮平或氟哌啶醇,如果抗精神病药物是禁忌证,则考虑苯二氮䓬类药物

4. 帮助患者定向

使用时钟及日历

图7-2 谵妄（经Dr. Daniel Thomas and Dr. Linda Dykes©Dr. Linda Dykes and Dr. Daniel Thomas许可转载）

四个项目,即地点、年龄、出生日期和当前年份。它简单、快速且易于执行:

直接生硬的提问会造成患者的焦虑,让他们觉得您在试图抓住他们或暴露他们的缺陷。相反,从"您对您的记忆力感觉如何"开始,然后询问:"您介意我问您 4 个简短的问题吗?"用谨慎和尊重的方式提问,患者几乎从不反对。在首次评估中,能够快速地判断有无认知障碍是非常重要的。

AMT4 是经过验证的快速初步认知评估。通过测试 4 个问题来确定患者的认知功能是非常有用的,因为时间压力是进行足够全面评估的关键问题[21]。重要的是,许多患者在痴呆的情况下患有谵妄。有些人患有谵妄,但没有任何相关痴呆表现或诊断为痴呆。重要的是要记住,谵妄是最近才发作的,而且发病迅速。

(四)令人困惑的行为

谵妄和痴呆通常以行为和心理症状为特征。这通常被称为具有挑战性的行为或试图挑战减少污名化的行为。一个更好的术语是令人困惑的行为(这不是污名化,它说明了现实),它让患者、护理人员和卫生专业人员感到困惑。

(五)决策能力

主要原则是确保该系统的行为符合患者的最大利益,这与 2005 年的精神能力法案有关。决策能力的评估给保健和保健专业人员带来了困难。

决策能力评估需要考虑四件事。

- 理解力。
- 记忆力。
- 评价。
- 交流能力。

决策能力评估包括在患者无法做出决定时所做出的选择,如复苏状态和首选的护理地点。患者可以决定午餐吃什么,但不具备同意治疗的权利(需亲属参与)。向亲属咨询很重要。请记住,能力在这里特指决策制订的能力。能力与授权书和剥夺自由有关。这些将在进一步学习中提及。

（六）多重用药

多重用药的字面意思是联合用药。2001年国家服务总署（National Service Framework）提出了"停止不适当或过度药物治疗"的必要性[22]。多重用药是把双刃剑，可以是有益的，也可以是不合适的。多重用药增加了跌倒的风险和易感性。老年人用药更容易产生不良反应，从而会导致跌倒。一个有用的方法是检查所有的处方，用来确定这些药物是否是患者所需要的。合理的药物治疗和适当减少处方应该成为规范。如果您看到一份冗长的药物清单，请找一位可以审查该清单的同事。这通常是医生或药剂师。越来越多的护士和相关卫生专业人员正在向处方医生努力。定期管理老年人的药物是至关重要的，尤其是在跌倒和治疗谵妄时。一些指导方针鼓励卫生保健专业人员谨慎用药及权衡利弊。例如，停药/开始用药标准[23]。

衰弱、谵妄、痴呆、药物不良反应和跌倒，这些都是在照护老年人时所遇到的主要问题。抑郁症也是老年人的一个问题；然而，我们必须考虑到抗抑郁药的不良反应，特别是增加跌倒的风险。抗抑郁药因加剧了体位性低血压和减缓反应时间，从而增加跌倒的风险[24]。通过测量卧位和站立位的血压识别体位性的血压骤降是跌倒预防所必需的[25]。

（七）多重病症

多重病症或多发病（多个疾病的存在）指有两种或两种以上的慢性身体或心理疾病[26]。我们的许多老年人都有多重病症，导致其累积性功能缺陷。这些可能是身体、社会、功能和认知方面的问题。例如，一位老年人可能有以下多重病症：痴呆、糖尿病、衰弱和慢性阻塞性肺疾病（chronic obstructive pulmonary disease，COPD）。多发病导致累积性功能缺陷。

（八）跌倒

当患者衰弱、谵妄、痴呆、多重用药和多重病症共存时，跌倒更容易发生。

跌倒仍然是 70 岁以上人群受伤和死亡的主要原因，占意外伤害住院人数的 50% 以上[27]。

有些药物会增加跌倒的风险，如用于控制血压、糖尿病、心绞痛、心脏病、抑郁、焦虑、前列腺增生、强效镇痛和催眠类的药物[24]。

每个跌倒的人都应该测量卧位和站立时的血压，这是一些经常被忽略的事情，因此也忽略了体位改变时血压的变化。

（九）失能

肌肉丧失与长时间卧床密切相关，从而会影响患者恢复。为了应对这一问题，抗失能运动在英国变得尤为突出。在可能的情况下，通过让患者穿自己的衣服来鼓励及早动员的重要性是显而易见的。例如"结束 PJ 瘫痪"（End PJ Paralysis）[28] 等措施已经被引入。当患者穿着自己的衣服时，看起来更健康，这种方法是值得鼓励的。它与 CGA 非常契合。

二、老年综合评估：跨越界限，超越传统

我们已经学习了关于照护老年人的核心概念。现将这些概念结合在一起，形成了一个称为老年综合评估的工具，它将为您提供所需的技能，无论您的专业是社会护理学、护理学、治疗学还是医学，都可以让您自信地对老年人进行评估和治疗。跨越专业和实践的界限，超越传统模式：衰弱团队是个人团队的一部分，希望与参与患者护理的所有专业人员进行互动。方法是"多维度评估"和"整合个体化照护方案"。无论在什么场景下，与患者接触总有时间压力，因此重点是"足够全面"的评估。

（一）老年综合评估：一种行之有效的工具

衰弱的老年患者通常伴随一种或多种非特定表现（5I）：走路不稳（跌倒）（instability）、不能行走（immobility）、医源性表现（多重用药）（iatrogenic presentations）、认知功能障碍和失禁（impairment of cognition and incontinence）[29]。

老年综合评估是一种可以将老年人复杂的病情分解为可管理的模块，所有卫生专业保健人员都可以使用它，这取决于所有相关专业人员的贡献。他们的所有核心技能都能为患者的病情创建一幅准确且可共享的整体框架目标。很多时候，不同的护理专业人员是独立完成任务的。这是一种以建设性和有益的方式来整合健康和社会护理评估的方法。它通过鼓励交流对参与的相关专家有益。这些专业人员在同一个团队中工作，意味着他们很容易相互接触。用一个实际且有用的定义把 CGA 描述为：

"在一个以老年医学为重点的多学科团队中提供良好的整体护理过程，适用且不限于简单地管理患者出现的急性问题[30]。"

CGA 成功应用的证据有三个方面。
- 它会带来比"常规医疗"更好的结果（不仅仅是解决患者出现的问题，如肺炎）。
- CGA 最大限度地提高人们的生存质量。
- 因为非常成功，以至于正在其他学科领域中使用[30]。

最近研究表明，它可用于评估骨折患者（老年骨科医学）和癌症患者（老年肿瘤医学）。它还用于评估正在考虑手术的患者（术前评估）。CGA 需要所有多学科团队的技能，即所有护理专业人员的技能，否则它将失去其优势[30]。

（二）CGA 的四个领域：医疗、社会、功能和认知

评估需要时间，可以先初步快速评估，然后再深入评估。

快速列举一个关于 CGA 有用的例子：一位 86 岁患者从养老院跌倒导致活动能力下降而入院。医疗——跌倒，社会——住宅，功能——标准型助行架（Zimmer 框架），认知——已知的痴呆。护理的目标是在完成适当的调查后立即将该患者送回其居住所，其中包括药物检查（CAPTAIN 研究）、血液和 X 线检查、与照护人员的讨论、行动能力评估和认知评估。一旦排除骨折，必须检查卧位和站立时的血压（lying and standing blood pressure checked once fractures excluded，LSBPCOFE）！

1. 医疗：只占25%的评估依据

CGA的医疗领域必须包括现病史、既往史和患者目前的药物治疗及过敏史。这是评估的重要部分，但仅占25%。社会、功能和认知方面对患者的进一步评估仍然是至关重要的。在整合CGA的医疗信息时，可以使用以下来源：全科医生计算机系统、社会护理记录、致电当地社会服务机构、护理人员入院单、全科医生入院通知单和急诊科（emergency department，ED）入院单。

2. 社会：日常生活的背景

社会领域评估必须包括重要的人、服务组合和机构联系电话。这一部分是关于招募联盟，为了在院外持续长期护理患者。与亲属和护理人员的沟通和咨询，可以很大程度帮助我们准确地记录病史和制订护理计划。

尽早让掌握技能和知识的当地社会护理专业人员加入是尤为重要的，因为他们知道如何解决经常令人困惑的照护者出现的问题和资金问题。

3. 功能：多学科方法的重要性

该部分包括家庭布局，如楼梯、厕所和洗漱设施，无论是楼上还是楼下，日常生活自理能力（activities of daily living，ADL）和行动评估，使用助行器，如Zimmer框架和失禁。

CGA的关键原则之一是治疗师的技能，特别是物理治疗师和职业治疗师。优化活动能力和重视环境因素是至关重要的。

4. 认知：快速而准确

视力和听力受损会导致认知功能损害已经被证实，所以评估时应记录视力和听力差的患者，并帮其找到助听器和眼镜。认知能力可以用AMT4和SQuID来评估："这个人比以前显得意识混乱吗？"AMT4可以在患者病程的后期通过4AT谵妄筛查进行补充。

5. 总结：记录并制订护理计划

CGA可以简单地归纳为四个标题，即医学、社会、功能和认知问题，从而制订目标计划。患者在CGA的指导下入院或出院到适当的临床环境。CGA并不是一劳永逸的。它可以对患者当前的病情进行反复评估，来提供患者目前持续的护理和未来的护理的方向。

三、CGA 的实际应用：本章提到的工具和临床场景使用技巧

案例分析

　　Violet 今年 92 岁，独自生活。早上 9 点钟，看护人员在家中的地板上发现了她，随后她被送入急救室：没有活动性出血，由于左髋关节疼痛，她被救护车转运送到了医院。据看护人员介绍，Violet 在过去 2 天内痴呆状况突然恶化。她服用了 12 种不同的药物。

思考问题

先考虑以下问题：

- Violet 出现了 5I 的哪个症状？
  - 不能行走：是的。目前，她平时的活动能力怎么样？
  - 走路不稳：是的。
  - 医源性因素：是的，多重用药，达到 12 种药物。
  - 失禁：也许，需要和照护人员确认。
  - 认知功能受损：做 SQuID 和 AMT4 问卷，即位置、年龄、出生日期、年份。
- 她的医疗问题是什么（包括考虑到药物治疗可能产生的不良反应）？
- 她的社会问题是什么？
- 她的功能问题是什么？
- 她的认知问题是什么？

- 用联系电话记录您的信息来源，这将在以后对您有所帮助。接下来考虑 Violet 出现的下述问题。
  - **医疗问题**：初步评估排除败血症。存在跌倒、多重用药、衰弱（Rockwood 6 级），通过查阅电子和纸质病历获得。考虑到跌倒和多重用药，需要

测量卧位和站立时的血压（髋部骨折除外，但确保在笔记中记录，以提醒自己及其同事）。确保医疗同事根据记录的血压、脉搏规律/不规律、体温、血氧饱和度和适当的血样进行充分的评估。左髋部成像。还需要对 Violet 的大脑进行计算机断层扫描（computer tomography，CT），因为她患有心房颤动，目前正在口服抗凝血药进行治疗，因此可能发生了脑出血[31]。头部受伤可能使她的意识混乱更加恶化。

- **社会问题**：她是住在自己的房子（公寓）还是养老院？她有家人吗？争取得到家人的支持。如果家人不在场，就给他们打电话。家人可以应对吗？她有一套全面的护理组合吗？
- 过去 3 年的护理（无法获得社会服务机构提供的信息。请提供患者女儿的联系电话）。
- 近亲是一个住在 200 英里（约 322km）外的女儿，她很少来，每周都在网上购物。房子带有楼梯。她的丈夫去世已经有 10 年了。
- **功能问题**：考虑日常生活能力、移动能力、辅助器具的使用和大小便的控制能力。考虑环境因素：有无楼梯？她睡在哪里？厕所在哪里？楼上还是楼下？
- 因为 Violet 不能上下楼，因此 Violet 住在楼下，使用一个座椅式马桶。
- 她使用标准型助行架（Zimmer 框架），双脚不稳（来自女儿的电话信息）。她小便失禁，偶尔大便失禁，经常使用护理垫。
- **认知问题**：使用可快速记录的 AMT4 量表，即地点、年龄、出生日期、当前年份，并记录分数。是否存在认知缺陷是一个重要的初始特征，也可以使用 SQuID 进行评估。
- SQuID："患者的意识混乱比正常情况更严重吗？"护理机构"黄金日"（golden days）上午 9 点钟，护工向女儿证实，Violet 在过去的 2 天里更加焦虑不安。Violet 在满分为 4 分的 AMT 评分量表中只得了 1 分，表现为位置错误、年龄错误、出生日期正确、当前年份错误。

- 您将如何总结您所收集的信息、记录信息并确定本次的总体目标？您会把患者介绍给谁？

该信息记录在四个标题下。

- **医疗**：92 岁的中度衰弱女士，有高血压、血管性痴呆、脑卒中史，15 年前患有乳腺癌。跌倒可能导致头部受伤。持续 2 天的意识错乱和焦虑不安。
- Rockwood 临床衰弱量表：6 级。
- **社会**：服务组合套餐黄金日代理机构 01625 444 323，每天 3 次。
- 女儿 Fiona，在伦敦。020 7345 2001。网上购物。每 2 周访问 1 次。
- 邻居们"看望"。表明患者在夜间很衰弱。
- **功能**：带楼梯的房屋。在楼下生活，Zimmer 框架，走路不稳，3 个月前发生跌倒。
- **功能**：能够独立站立和转移。
- 尿失禁，偶尔大便失禁，护理垫。
- **认知**：AMT4 1/4 助听器留在家里，视力差。已知痴呆。

计划如下。
- 从家里取回助听器和眼镜。
- 请咨询骨科（骨折专家），X 线证实左侧股骨颈骨折。
- 脑部 CT 显示：未发现出血。
- 卧位 / 站立位时的血压未测（因为骨折）。药物优化（注意 Violet 正在服用 12 种不同的药物）。
- 由于目前缺乏同意治疗的能力，需要剥夺自由保障的权利。
- 可能需要中级（降压）护理，有可能也需要养老院进行安置。Jones 医生与患者女儿 Fiona 讨论患者可能需要抢救的问题，因为患者身体越来越衰弱，同时患有多种疾病。如果情况恶化，需进一步病情讨论。Violet 无法参与讨论。而女儿拥有健康和财产的委托书。
- 与 Violet 的女儿讨论后，她更喜欢在家照护患者。
- 已完成向骨科病房的移交。

在研究了 CGA 临床应用后，接下来建议深入地考虑更多的领域。

结论

本章展示了老年人病情的复杂性和非特定性，清楚地描述了将病情复杂性分解为可管理的"小规模"模块的工具。这个工具就是 CGA。CGA 展示了它的价值。它整合了所有参与的相关护理专业人员的建议。衰弱的老年人需要的不仅仅是医疗方面的照护。CGA 还描述了患者的社会、功能和认知问题，即一种衰弱的学习。

描述了衰弱学习的关键要素。解释了能够量化老年人整体健康状况并能够与同事分享这些信息的价值[13]。本文还解释了 MDT 方法的本质。描述了该方法是如何考虑痴呆、谵妄和多重用药的关键概念。

引入了 CAPTAIN 准则，"检查所有处方，以确定是否需要"（Check All Prescribing To Ascertain If Needed）。本文描述了跌倒的危害及其发生率和原因，通常与多重用药有关，以及确保每个跌倒者都应该记录和评估卧位和站立位时的血压，这是尤为重要的。

在描述了衰弱团队及其挑战传统护理角色的能力后，概述了其主要工具 CGA，其在提高生存率和居家生活能力都已得到了证实。详细描述了 CGA 的四个领域。医疗、社会、功能和认知问题对整体健康状况的影响已得到证实，明确的防治护理计划已成为可能。92 岁的 Violet 被送到医院的场景显示了所描述的原则是如何在实践中应用的。

后文介绍了进一步的学习，以及对老年人护理产生影响的人员和组织的信息。

我要感谢麦克尔斯菲尔德医院虚弱团队同事的奉献精神和支持，以及柴郡高级痴呆症团队的 Sian Harrison，为人口统计学提供帮助，Dawn Moody 博士为"虚弱方法"一词、NHS 经理 Elaine Horgan 为"余生"一词提供帮助。

推荐阅读

［1］ MDTea Podcasts. 'The MDTea is a project with an interest in podcasts and the power of story-telling. A suite of resources for those health and social care professionals that are lucky enough to work with older people'. http://thehearingaidpodcasts. org.uk/about/
［2］ The British Geriatric Society—all things relevant to older people's care. bgs.org.uk
［3］ Dawn Moody, Former Deputy National Director for Older People at NHS England, has created resources to benefit patient management, for example, the Virtual Reality Frailty experience along with the Frailty toolkit: https://www.frailtytoolkit. org/frailty360-intro/
［4］ Ethics of care—the 4 principles of Respect for Autonomy, Beneficence, Nonmaleficence and Justice. Useful guide to ethical care when facing the dilemmas posed by elderly patients. Tom Beauchamp

and James Childress, *Principles of biomedical ethics*, 8th Edition, Oxford University Press, New York, January 2019.

[5] End of Life issues. The Cheshire Advanced Dementia Support Team aims to guide and educate professionals and informal caregivers. http://eolp.co.uk/advanced-dementia-support- team/.The Gold Standards Framework led by Professor Keri Thomas. https://www.goldstandardsframework.org.uk

[6] Dementia Friends run by the Alzheimer's Society—Accessible to all community groups for free. https://www.alzheimers.org.uk/get-involved/dementia-friendly-communities/dem-entia-friends

[7] Admiral nurses—Dementia UK—the work of specialist dementia nurses. https://www.dementiauk.org/?gclid=CjwKCAjw2a32BRBXEiwAUcugiE-1nho4euQJDy eEnTQo9gb6OSlfJJv08MK8AvPfriHlX-hsHp_RfehoC0Q0QAvD_BwE

[8] Power of Attorney—Age UK, (2019), *Making sure your wishes are respected* https://www.ageuk.org.uk/globalassets/age-uk/documents/information-guides/ageukig21_powers_of_attorney_inf.pdf

[9] DoLS—Lorraine Curry, (2017), *Quick Guide to Deprivation of liberty Safeguards* https://www.adass.org.uk/media/5896/quick-guide-to-deprivation-of-liberty-safeguards.pdf (DoLS).

参考文献

[1] Peabody FW (1927) The care of the patient. JAMA 88:876–882. https://depts.washington.edu/medhmc/wordpress/wp-content/uploads/Peabody.html. Accessed 28 June 2020.

[2] Roberts H, Conroy S (2018) Hospital wide CGA. https://www.bgs.org.uk/resources/hospital-wide-comprehensive-geriatric-assessment-how-cga-history-of-the-project. Accessed 27 Mar 2020.

[3] Patricia Cantley (2018) The Paper Boat. British Geriatric Society. https://www.bgs.org.uk/blog/the-paper-boat. Accessed 25 May 2020.

[4] Weinstein S (2015, April 2) The 'Silver Tsunami', Choosing how and where we age. [Web log post] https://www.psychologytoday.com/blog/what-do-i-do-now/201504/the-silver-tsunami. Accessed 1 Mar 2020.

[5] Age UK (2019) Later Life in the United Kingdom 2019. https://www.ageuk.org.uk/globalassets/age-uk/documents/reports-and-publications/later_life_uk_factsheet.pdf. Accessed 20 Mar 2020.

[6] United Nations (2019) Ageing, trends in population ageing. World population prospects: the 2019 revision. https://www.un.org/en/sections/issues-depth/ageing/. Accessed 20 Mar 2020.

[7] British Geriatric Society (2014) Fit for frailty. https://www.bgs.org.uk/resources/resource-series/fit-for-frailty. Accessed 24 June 2019.

[8] Clegg A, Young J, Iliffe S, Rikkert MO, Rockwood K (2013) Frailty in elderly people. Lancet 381(9868):752–762.

[9] Rockwood K, Song X, MacKnight C, Bergman H, Hogan DB, McDowell I, Mitnitski A (2005) A global clinical measure of fitness and frailty in elderly people. CMAJ 173(5):489–495. https://doi.org/10.1503/cmaj.050051.

[10] Moody D (2016) Identifying and understanding frailty. The North East Frailty Summit 5th Dec 2016. http://old.ahsn-nenc.org.uk/wpcontent/uploads/2016/11/Dawn-Moody.pdf. Accessed 6 Jan 2020.

[11] British Geriatric Society (2014) Gill Turner, Fit for Frailty Part 1, Consensus best practice guidance for the care of older people living in the community and outpatient settings. A report by the British Geriatrics Society in association with the Royal College of General Practitioners and Age UK, p 6. https://www.bgs.org.uk/sites/default/files/content/resources/files/2018-05-23/fff_full.pdf. Accessed 24 June 2019.

[12] Rockwood et al (2020) Geriatric medicine research, our work on frailty and deficit accumulation. Dalhousie University, Halifax, Nova Scotia, Canada. https://www.dal.ca/sites/gmr/ourwork. html. Accessed 27 Mar 2020.

[13] Rockwood et al (2020) Geriatric medicine research, our tools. https://www.dal.ca/sites/gmr/our-tools/clinical-frailty-scale.html (Permission for use granted https://www.dal.ca/sites/gmr/our-tools/permission-for-use.html). Dalhousie University, Halifax, Nova Scotia, Canada. Accessed 23 Mar 2020.

[14] National Institute for Health and Care Excellence (2020) Impact Dementia. https://www.nice.org.uk/about/what-we-do/into-practice/measuring-the-use-of-nice-guidance/impact-of-ourguidance/niceimpact-dementia. Accessed 30 Mar 2020.

[15] Dementia UK (2020) Understanding dementia, what is dementia? https://www.dementiauk.org/get-support/diagnosis-and- next-steps/what-is-dementia/. Accessed 30 Mar 2020.

[16] Alzheimer's Society (2016) Fix dementia care: hospitals, p 10.

[17] National Institute for Health and Care Excellence (2010) Delirium: prevention, diagnosis and management Clinical guideline [CG103]. Last updated: 14 Mar 2019. https://www.nice.org.uk/guidance/cg103/chapter/Introduction. Accessed 22 May 2020.

[18] Preston J, Wilkinson I (2016) The hearing aid podcasts-episode 1.2 delirium. http://thehearingaidpodcasts.org.uk/episode-1-2-delirium/. Accessed 22 May 2020.

[19] Thomas D, Wykes L (2018) Delirium infographic PINCHME. Delirium: top tips. https://www.lindadykes.org/infographics. Accessed 1 June 2020.

[20] Han JH, Schnelle JF, Wesley Ely E, Wilson A, Dittus RS (2018) An evaluation of single question delirium screening tools in older emergency department patients. Am J Emerg Med 36(7):1249–1252. in White KL (2019) Screening methods to identify delirium in the Emergency department. Masters in Geriatric Medicine, University of Salford, p 32.

[21] White KL (2019) Screening methods to identify delirium in the Emergency department. Masters in Geriatric Medicine, University of Salford, p 44.

[22] Department of Health. National Service Framework for older people, standard 6: Falls, p 80. https://assets.publishing.service.gov.uk/government/uploads/system/uploads/attachment_data/file/198033/National_Service_Framework_for_Older_People.pdf. Accessed 24 June 2019.

[23] O'Mahony D et al (2015) STOPP/START criteria for potentially inappropriate prescribing in older people: version 2. https://academic.oup.com/ageing/article/44/2/213/2812233. Accessed 24 June 2019.

[24] Darowski A (2008) Falls the facts. OUP, Oxford, p 67.

[25] Royal College of Physicians (2017) Measurement of lying and standing blood pressure: a brief guide for clinical staff. https://www.rcplondon.ac.uk/projects/outputs/measurement-lying-and-standing-blood-pressure- brief-guide-clinical-staff. Accessed 16 Jan 2020.

[26] National Institute for Health and Care Excellence (NICE) (2016) Multimorbidity: clinical assessment and management. NICE guideline [NG56]. https://www.nice.org.uk/guidance/NG56/chapter/Recommendations#multimorbidity. Accessed 24 June 2019.

[27] Age UK (2010) Falls in the over 65s cost NHS £4.6 million a day. https://www.ageuk.org.uk/latestpress/archive/falls-over-65s-cost-nhs/. Accessed 24 June 2019.

[28] NHS England (2018) EndPJParalysis: the revolutionary movement helping frail older people. https://www.england.nhs.uk/2018/06/endpjparalysis-revolutionary-movement- helping-frailolder-people/. Accessed 28 June 2020.

[29] Morley JE (2017) The new geriatric giants. https://www.geriatric.theclinics.com/article/S0749-0690(17)30037-X/fulltext. Accessed 21 Jan 2020.

[30] Preston J, Wilkinson I (2016) The hearing aid podcasts-Episode 1.1 comprehensive geriatric assessment. http://thehearingaidpodcasts.org.uk/episode-1-1-comprehensive-geriatric-assessment/#. Accessed 22 Mar 2020.

[31] National Institute for Health and Care Excellence (NICE) (2019) Triage, assessment, investigation and early management of head injury in infants, children and adults. https://www.nice.org.uk/guidance/cg176/chapter/1-recommendations.

第8章
营养和衰老
Nutrition and Ageing

Stacey Jones **著**
杨 莹 张 莉 **译**　宁 宁 陈佳丽 王立群 **校**　李高洋 张美佳 **审**

学习目标	本章将使您能够： ● 增加对老年人营养需求的了解，并提出健康老龄化的饮食建议。 ● 认识到老年人在饮食方面普遍存在的困难。 ● 提出一线饮食建议和食物优先干预措施，以改善老年人的营养状况。

　　营养对于整个生命周期的健康和福祉至关重要，提倡健康均衡的饮食，以优化健康、预防疾病和保持良好的营养状况。然而，一般人群的健康均衡饮食需要根据不同人群的个人需求进行调整；本章将重点介绍 60 岁以上老年人的营养建议。学习目标如图 8-1 所示。

　　随着年龄的增长，由于复杂的生理变化（见第 2 章）及健康状况的变化，营养需求也会发生变化。老年人可能会经历以下一种或多种可能影响营养摄入和对其营养状况产生负面影响的情况。

- 由于味觉或食物偏好的变化而引起的口渴感或食欲减退[1]。
- 易饱足感，意味着他们不能一次性摄入大量的食物。
- 肠胃问题，如恶心、腹胀、胃痛、吸收不良、便秘或胃食管反流。
- 进食困难包括咀嚼等问题，可能是由龋齿、牙齿松动或不合适的假牙引起的，口腔黏膜退化和唾液分泌减少，或者吞咽困难，这可能需要改变食物质地，并由言语治疗师进行评估[1]。

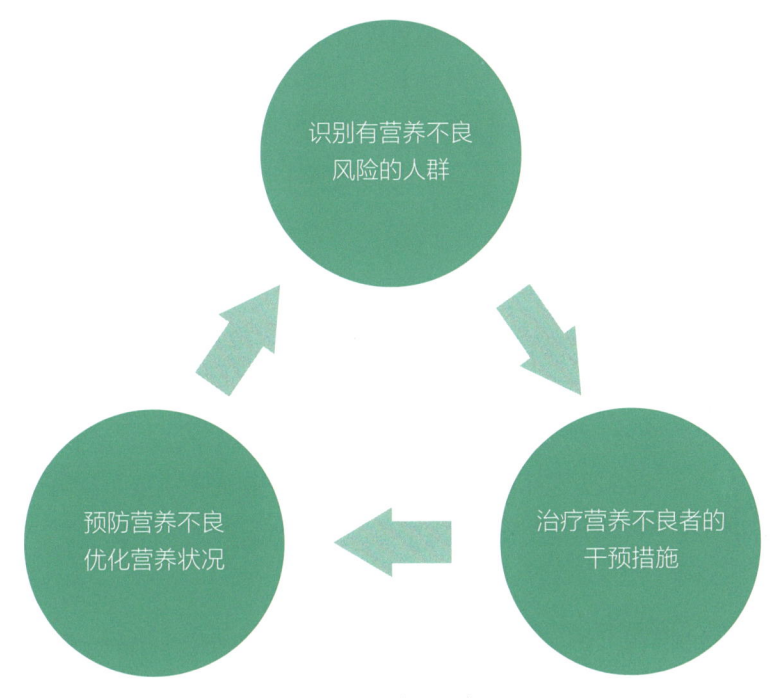

图 8-1　学习目标

- 灵巧度、震颤、视力、力量或协调能力等方面的问题，可能会限制他们自我进食的能力，因此有可能需要辅助或适合的设备[2]。
- 记忆力或认知障碍可能会导致回避进食、拒绝食物或忘记饮食。这也可能导致食物偏好的改变，用餐时挑战性的行为会加剧焦虑，如在进餐时间隐藏或投掷食物等攻击性行为。
- 身体功能受损，如衰弱或残疾，以及社会、心理健康或生理上的问题，可能对购物、准备食物或烹饪等活动产生不利影响；需要家庭或外部机构的协助。
- 来自社会孤立、孤独、无聊、抑郁或丧亲之痛的情绪影响，可能会降低吃喝或日常自我照顾的动力[1]。
- 贫穷在老年人中很常见，可能会因经济状况决定购买什么食物，因此限制食物的选择和摄入[2]。
- 急性疾病期间、创伤后或慢性疾病期间热量需求增加。

因此，对用餐时间和食物供应进行小的调整，可能会使饮食有困难的人的营养需求得到满足，最大限度地提高他们的营养状况。

如果营养需求得不到满足，个体可能会出现体重减轻、身体组成改变和营养不足，也称为营养不良，这与功能和临床结局的不良影响有关。老年人的营养不良往往没有得到充分认识，因为许多人认为低体重和计划外减重是衰老的正常组成部分。建议通过使用经过验证的筛查工具来预防和治疗营养不良，及早发现有营养不良风险的人群。

英国国家健康与护理卓越研究所（National Institute for Health and Care Excellence，NICE）（QS24 成人营养支持，2012 年）指出，所有护理服务机构都必须负责识别有营养不良风险的人，并向有明确需求的每个人提供营养支持。重要的是，通过多学科团队采取综合方法，为有需要的成年人提供高质量的营养支持[3]护理。良好的营养支持服务对有营养不良风险的患者至关重要，在许多情况下，营养支持服务被广泛作为护理计划中的一部分，以治疗营养不良或管理营养不良风险的增加[4]。

欧洲临床营养和代谢学会（European Society for Clinical Nutrition and Metabolism，ESPEN）关于老年病学临床营养和水化的指南建议，所有老年人都应例行营养不良筛查，以便在早期发现[2]风险。NICE 指南[4]建议在所有住院患者入院时和所有门诊患者第一次诊所预约时进行营养不良风险筛查。筛查应在就诊全科医生时进行，以确保每一位老年人早期确诊的机会。对于住院患者和有临床问题的门诊患者，应每周重复筛查。养老院的患者应在入院时进行筛查，每 3 个月或有临床需要时进行重复筛查[2,4]。简易营养评估工具［雀巢营养研究所（Nestle Nutrition Institute）][5]和营养不良普遍筛查工具[6]是经过普遍验证的筛查工具，适用于检测存在营养不良风险的人群。

建议采用食物优先的方法作为一线干预措施，以纠正营养不足，保持正常的饮食习惯，同时改善摄入量并防止营养不良带来的不利影响。一般应避免不必要的饮食限制，如糖尿病或需要降低胆固醇患者，因为他们可能被限制饮食摄入，并已被证明会随年龄增长而起到的效果越差[2]。从长远来看，放开对老年人的饮食可能会提高他们的营养状况和生活质量[2]。

一、营养不良

营养不良的定义是能量、蛋白质、维生素和矿物质等营养物质缺乏或过剩，对身体组成、功能或临床结局造成可衡量的不利影响,是健康不良的原因和后果[4]。老年人营养不良可能与营养摄入或吸收不足引起的营养不足有关,与急性或慢性炎症有关,导致机体组成改变和生物功能减退[7]。

非计划体重减轻是老年人营养不良的一个常见指标,显著的体重减轻与发病率和死亡率的下降有关。尤其是在 BMI 较低的人群中,必须优先考虑在一段时间内反复测量体重,以确定下降、保持和改善的过程轨迹。重要的是,要通过确定体重减轻的时间跨度来识别体重减轻的速度[7]。减重百分比计算公式如下。

$$\frac{原始重量-当前重量}{原始重量}\times 100$$

然而,体重的变化并不总是反映身体组成的变化。因此,肌肉含量被用作检测无脂质量损失的指标。肌肉含量的下降通常是肌肉功能下降的一个指标。磁共振成像(magnetic resonance imaging,MRI)、计算机断层扫描和双能 X 线骨密度仪(dual-energy X-ray absorptiometry,DXA)被认为是无创评估肌肉数量/质量的金标准,但由于设备成本高和缺乏便携性,这些工具在临床实践中并不常用[8]。生物电阻抗分析(bioelectrical impedance analysis,BIA)被认为是一种更便捷和可靠的工具,用于实际测量无脂肪容量。体格检查、测量小腿、中臂围只需要极少的专业设备或培训,是很好的善终率预测指标。诊断老年人营养不良的分界点为小腿围[8] < 31cm,中上臂围[6] < 23.5cm。

有几个营养不良的诊断标准,包括 ESPEN 指南(2015)[9](框 8-1)和 NICE[4](框 8-2)。

直到现在,还没有一个单一的方法或共识普遍用于全球营养不良的诊断。一个工作小组,全球营养不良领导行动(Global Leadership Initiative on Malnutrition,GLIM)于 2016 年成立,旨在就定义和诊断标准达成共识,并于 2019 年发布。以下诊断标准[7]已达成一致(框 8-3)。

一旦发现营养不良,应实施一线建议,以防止营养状况进一步下降和促进营养状况的优化。如有需要,应由受过适当培训的专业人士(如注册营养师)进行更全面的营养评估,为制订个性化的营养护理计划提供基础。

> **框 8-1　ESPEN（2015）营养不良诊断标准**
>
> 必须满足以下两个标准之一：
>
> 1. BMI ＜ 18.5kg/m^2
>
>   或
>
> 2. 3 个月内非计划减重 ＞ 5% 或一段时间内非计划减重 ＞ 10%
>
>   和
>
>   BMI ＜ 20kg/m^2（＜ 70 岁）或 ＜ 22kg/m^2（＞ 70 岁）
>
>   或
>
>   无脂肪质量指数：男性 ＜ 15kg/m^2，女性 ＜ 17kg/m^2

> **框 8-2　NICE[4] 营养不良诊断标准**
>
> 必须满足以下任何一个标准之一：
>
> 1. BMI ＜ 18.5kg/m^2
>
>   或
>
> 2. 在过去的 3～6 个月内非计划减重 ＞ 10%
>
>   或
>
> 3. BMI ＜ 20kg/m^2 和在过去的 3～6 个月内非计划减重 ＞ 5%

（一）营养不良的原因

由于许多因素，老年人的营养摄入往往受到影响，营养不良的风险增加。衰老引起的厌食症、饮食摄入量减少、营养物质吸收能力受损，再加上高代谢疾病和炎症的影响，如不加以治疗，可迅速导致营养不良。确定营养不良的根本原因可以指导采取适当的干预措施来治疗营养不良。

炎症改变新陈代谢，其中包括静止能量消耗的增加和肌肉分解代谢的增加，从而增加营养不良的风险[7]。由创伤、烧伤和严重感染引起的急性炎症反应会很严重。炎症的指标可能包括发热、能量消耗增加和负氮平衡。慢性疾病，如

框 8-3　诊断营养不良的 GLIM 标准

个体必须至少满足表现标准中的一条和病因标准[7]中的一条

1. 表现标准

- 过去 6 个月减重＞ 5% 或 6 个月减重＞ 10%

  或

- BMI ＜ 20kg/m² （＜ 70 岁）或＜ 22kg/m² （＞ 70 岁）

  或

- 肌肉含量减少

2. 病因标准

- 食物摄入或吸收减少：＜ 50% 能量需求＞ 1 周或能量需求下降＞ 2 周

  或

- 任何对食物消化或吸收有不利影响的慢性胃肠道疾病

  或

- 急性疾病 / 损伤或慢性疾病引起的炎症

充血性心力衰竭、慢性阻塞性肺疾病、肥胖、类风湿关节炎、慢性肾病、肝病或癌症，与长期的轻中度炎症有关。炎症实验室指标包括血清 C 反应蛋白（C-reactive protein，CRP）、白蛋白（albumin，ALB）或前白蛋白（pre-albumin，PAB）[7]。

由于口腔健康状况不佳、药物不良反应、抑郁、吞咽困难、胃肠道不适、厌食症和营养支持不足等诸多因素，老年人的饮食摄入量减少[7]很常见。

（二）营养不良发生率

据估计，英国约有 130 万 65 岁以上的老年人营养不良或面临营养不良风险，其中绝大多数（93%）生活在社区；他们中的许多人对医疗健康服务一无所知[10]。

英国肠外营养协会（British Association of Parenteral and Enteral Nutrition，BAPEN）对 2007—2011 年营养筛查数据的分析表明[11]。

- 25%～34% 的住院患者存在营养不良的风险。
- 30%～42% 在疗养院接受治疗的患者中存在营养不良的风险。
- 18%～20% 住进心理科的患者存在营养不良的风险。

BAPEN 的一份报告统计，2011—2012 年，英格兰与营养不良有关的年度公共卫生和社会护理费用为 196 亿法郎，占卫生和社会护理公共支出总额的 15% 以上[10]。约 50% 的支出为 65 岁以上的人[10]。据估计，营养不良的人需要的保健支出是非营养不良的人的 3.36 倍[10]。

（三）营养不良的后果

营养不良可促进多种疾病的发展，也被认为是导致肌肉衰减症和衰弱的复杂病因[2]之一。肌肉含量、肌力和身体功能的丧失会导致日常生活活动能力的降低，增加跌倒的风险，并对生活质量和自理能力产生不利影响[2]。

营养不良的后果包括更容易感染、住院次数增加、住院时间延长、再住院的可能性增加[10]。营养不良的患者发生压力性损伤的风险更高，而且疾病的恢复也更慢[4]。

二、促进健康老龄化的饮食和预防营养不良

老年人对大多数微量元素（维生素和矿物质）的营养需求与年轻人相似，但他们的基础代谢能量需求可能较低，而蛋白质需求可能较高，这意味着老年人可能需要"高密度营养"的饮食。由于胃肠道疾病越来越普遍，同时营养生物利用度降低（如萎缩性胃炎、维生素 B_{12}、钙和铁吸收受损），老年人缺乏微量营养素的风险增加。因此，应通过营养补充[2]来纠正缺陷。

此外，老年人可能无法一次吃大量的食物。因此，包含所必需的营养的少食多餐饮食可能是合适的。一个人单独吃饭也会影响食欲。因此，应创造有利于吃饭的环境，应该尽可能鼓励社交饮食。通常在护理机构中，用餐时间是固定的，然而，为了最大限度地增加摄入量，个人对用餐时间和频率的偏好应具有灵活性。营养丰富的饮食，加上定期锻炼，可以帮助保持体重、肌力和独立性。

表 8-1 提供了关于营养的更详细的建议和指导。"为健康而饮食"指的是包含以下内容的饮食。

- 每天吃 3~4 餐，如有需要，每餐之间可加零食。
- 每餐包括如下。
  - 进食富含淀粉、碳水化合物和纤维的食物。
  - 进食富含优质蛋白质的食物。
  - 要有水果和蔬菜。
  - 要多进食含钙和维生素 D 的食物（有助骨骼健康）。
- 每天至少喝 8 杯液体（每杯 200ml），这可能意味着比一些老年人习惯喝的量更多。

表 8-1 营养物质

营养物质	建议	实践指导
能量	为了保持健康的体重，人们每天需要消耗足够的热量来满足他们每天的总能量消耗。在健康个体中，这估计为 25~35kcal/（kg·d）[4]。然而，这将取决于身体活动水平、代谢应激、疾病和吸收能力，并且在慢性疾病患者中可能更高	在人们的日常饮食中，可以通过添加高能量的食物，也就是高脂食物（如奶油、奶酪、黄油、人造黄油、全脂牛奶和油类）来增加每天的热量摄入量，避免低脂产品
蛋白质	> 65 岁的成人蛋白质需求增加，建议摄入 1.2~1.5g/（kg·d）[12]。许多老年人通常摄入的蛋白质不够满足他们的营养需求。蛋白质摄入不足会导致肌肉含量和力量的下降，从而导致肌肉衰减症	目标是在每餐提供富含蛋白质的食物。富含蛋白质的食物包括肉类（或肉类替代品）、鱼类、豆类、干豆类、鸡蛋、乳制品（奶酪、酸奶和牛奶）、豆腐、坚果和坚果黄油。鼓励定期饮用牛奶饮料。奶粉可以添加到乳制品、蛋奶冻、酱汁或饮料中，在不增加蛋白质体积的情况下进一步增加蛋白质含量，富含油脂的鱼类是 ω-3 脂肪酸的良好来源，它具有抗炎症的特性，对心脏健康有益。目标是每周至少摄入 1~2 份富含油脂的鱼类，如鲭鱼、鲑鱼、鳟鱼、新鲜金枪鱼（非罐头）、沙丁鱼和沙丁鱼罐头

（续　表）

营养物质	建　议	实践指导
微量元素	目标是均衡摄入维生素和矿物质如果指导患者均衡饮食，应考虑每日完整的复合维生素和矿物质补充剂，鼓励每天2~3份乳制品，以满足钙的需求，为保持骨骼强壮和健康，建议所有老年人每天补充10μg的维生素D，以保持骨骼健康[13]	提供少量的蔬菜和食物一起合并成食谱，提供水果布丁，零食或水果作为早餐麦片的补充。为了方便，水果和蔬菜可以是冷冻的、干燥的、罐装的或新鲜的，水果和蔬菜热量低。因此，可以用高能量食物强化它们，如黄油、橄榄油、沙拉酱、蛋黄酱（淋在蔬菜和沙拉上），或蜂蜜、糖、果酱、花生酱、奶油、冰淇淋或蛋黄酱（淋在水果上）以满足整体的能量消耗
液体	老年人每天需要30ml/kg的液体[4]，即为1.5~2.5L（200ml的杯子约8杯），液体需要量取决于气候和活动水平。所有的液体包括碳酸饮料、牛奶、果汁饮料、茶、咖啡和酒精饮料。这些都算在液体摄入量里。脱水在老年人中很常见，尤其是那些患有痴呆的人。脱水可能导致尿路感染，导致进一步的谵妄和增加跌倒的风险[14]	确保每天都能经口补充液体。试着在水中加入果汁饮料来增加口感，使用合适的杯子以便更好拿；透明的容器可能会提醒患者喝水。向那些有营养不良风险的人推荐高能量流食，鼓励多吃酱汁、汤、水果、果冻、酸奶和冰淇淋等食物

三、营养干预治疗营养不良

口服营养可以通过实用的干预、教育、营养咨询、食品改良和口服营养补充剂来支持。应制订个性化的方法，以优化个人护理，重点关注患者的具体需求。在可能的情况下，让患者参与决策，使用适当的沟通工具来实施[14]。

重要的是，要使患者尽可能长时间地保持与正常饮食相近的饮食能力，以最大限度地发挥与饮食有关的积极联系，如社交、行为、舒适和享受。我们鼓励"食物优先"的方法，以提高饮食的营养质量，并鼓励额外摄入[2]。表8-2列出了增加食欲不良患者营养摄入的干预措施。干预的成功和适当将取决于患者个人，并应在对个人需求进行详细评估后，与合格保健专业人员的建议一起实施。

表 8-2 预防或治疗老年人营养不良的饮食干预措施

食物优先法

- 食物强化（在每餐中添加营养密集的食物以增加营养物质，而不显著增加食物量，见表 8-1）
- 少食多餐
- 不用餐具就能轻易拿起的小点心（如三明治、猪肉馅饼、奶酪、薯片、坚果和干果）
- 改变食物质地，如软食物、混合食物或添加酱料（如果怀疑吞咽困难，请咨询言语治疗师）
- 重口味食物或喜好的甜食 [1]
- 避免不必要的饮食限制 [16]

行为 / 环境干预措施

- 鼓励谈话
- 辅助喂食
- 颜色对比鲜明的盘子、桌布和餐垫
- 适合灵活支撑的餐具
- 舒适的环境，愉快的用餐体验，餐巾，陶瓷盘子（不是塑料托盘）
- 与他人社交用餐
- 提供熟悉和传统的食物和气味
- 不分散注意力
- 放松的音乐 [15]
- 参与准备饭菜或摆桌

口服营养补充剂

- 对于通过饮食无法达到要求的患者，可以口服营养补充饮品来满足患者的营养需求。这些饮品可以为牛奶、果汁、布丁、酸奶和果冻等形式，小剂量，粉末状，可以为甜的、辛辣的或无味的。只有在对食物优先法实施和评估后考虑使用该方案 [16]
- 口服营养补充剂每天至少应提供 400kcal 热量和 30g 蛋白质，并应用这一方案至少 1 个月的时间 [2]
- 对于那些不太可能得到全面均衡饮食的成年人，考虑每天补充多种维生素和矿物质 [4]
- 为所有老年人补充维生素 D10μg/d [13]，以支持骨骼和肌肉健康

（一）食物强化

对于无法通过目前的膳食摄入量满足其营养需求的患者，目标是加强其摄入量或增加营养物质的质量和密度。重要的是要记住，我们的目标是使能量密度和营养密度最大化，因此，要继续鼓励均衡饮食。

（二）小点心

患有痴呆或身体衰弱的老年人可能会出现灵巧性或手眼协调能力方面的问题，因此，他们可能很难使用刀叉来切割食物或将食物送入口中[2]。提供容易拿起的食物也许能够鼓励患者在正餐和零食时间进食。三明治、炸鱼条、香肠、猪肉派、乳蛋饼、奶酪块、蔬菜条和蘸酱、饼干或切片水果等食物可能会吸引那些有灵巧性或手眼协调能力问题的患者。

（三）加强口味和香味

由于外周感觉和中枢系统的复杂变化，衰老对食欲、体重减轻和营养不良有显著影响。老年人饱腹信号的改变，可能会导致食欲下降和食欲调节功能不良，这些与老年人热量缺乏有关[1]。

味觉/气味受体或神经元的外周缺失会导致味觉偏好、质量、强度和效价感知出现显著缺陷[1]。研究发现，痴呆患者对甜食和重口味食物有强烈的偏好，这可能与他们患病前的偏好不同[1]。

（四）改变食物质地

在饮食中改变食物的质地可以让患者继续吃他们喜欢的食物，从而满足其营养需求。质地柔软的食物，如鸡蛋、鱼肉、土豆泥、牛奶浸泡的麦片粥、炖菜、酱汁食物，甚至混合食物，可能是咀嚼困难人士的首选，咀嚼困难可能是由于长期咀嚼疲劳、口腔疼痛、龋齿或假牙不合适导致。

吞咽困难很常见，尤其是在痴呆晚期。患者可能咀嚼食物费力、在口腔周围移动食物以形成团块（吞咽准备）困难或吞咽协调困难，导致误吸。患者可能出现反复的肺部感染、拒绝进食、口中含有食物或回避进食行为。在阿尔茨海默病晚期阶段，交流障碍普遍存在，还有很重要的一点就是，一些误吸可能在没有症状的情况下发生（即无声误吸）。所有疑似吞咽困难的患者都应向言语治疗师咨询或转诊，根据国际吞咽困难饮食标准化倡议（International Dysphagia Diet Standardisation Initiative，IDDSI）[14]标准，就安全和适当的食物质地调整提供个性化建议。

需要注意的是，食物质地的改变与每日能量、蛋白质和液体摄入量的降低有关，这通常是由于食物外观不那么吸引人、能量密度降低，以及添加了液体而需要消耗的食物体积增加导致；然而，这可以通过简单的技术来解决。当混合食物时，将个别食物分开，以保持个人喜好，或者用模具把食物塑形，使其看起来像原来的形状，以增加视觉吸引力。混合时使用能量较高的液体，如全脂牛奶或奶油，可以强化膳食并增加能量密度。

四、行为和环境干预措施

（一）进食方案

为增加痴呆患者的食物和液体摄入量进行了环境和行为改变，其中包括围绕食物摄入量的宣传活动、护士教育、用餐时的积极鼓励和自助进食方案，然而，在这些方面仍缺乏高质量的证据[17]。在医院提供有保护的、不受干扰的用餐时间，可提高食物摄入量，而为那些进餐期间需要辅助的人提供帮助，已被证明在提高营养摄取吸收方面是有效的[18]。用新鲜的食物烹饪，并闻到烹饪的香味，可能会促进养老院老年人对食物的吸收，食物应该具有视觉吸引力。

养老院的用餐时间干预措施侧重于改善老年人的用餐时间常规、体验和环境。已被证明有效的干预措施包括播放轻松的音乐，鼓励社交进食，用餐时得到员工的积极鼓励，以及使用语言提示来促使用餐。除了通过使用盘子而不是托盘来复制家庭用餐体验外，使用餐巾和桌布可以增强用餐的体验和享受。改变灯光，使用彩色盘子和餐垫增加视觉对比度，可以增加视力障碍或痴呆患者的摄入量。通过在餐桌上提供食物，让患者有更多的选择和自主权，如果有权选择自己喜欢的食物，可能会鼓励他们更多地摄入食物[1, 2]。

（二）运动与预防肌肉衰减症

肌肉衰减症是一种进行性和全身性骨骼肌疾病，在正常的衰老过程中会发生，身体缺乏活动或营养摄入不足会加速这种疾病的发生。它与包括跌倒、骨折、身体残疾和死亡在内的不良结局可能性增加相关[8]。欧洲老年人肌少症工作组（European Working Group on Sarcopenia in Older Peopl，EWGSOP）[8]建议使用自我报告的 SARC-F 问卷作为一种筛查工具，以识别那些有肌少症风险的人。患者对自身力量、行走能力、从椅子上站起来、爬楼梯和跌倒经历等方面的局限性感知是其反应的基础。

肌力的丧失被用来诊断肌少症。较低的握力预示患者的预后较差（可以很容易地使用手持式测力计进行测量）。肌少症诊断的握力分界点为：男性＜27kg，女性＜16kg[8]。

椅子站立测试（又称椅立试验）可作为腿部力量的代表。椅子站立测试是指患者在不使用手臂的情况下，从坐姿到起立 5 次所需的时间。由于椅子站立测试需要力量和耐力，这个测试是一个合格但方便的力量测量。骨骼肌减少症诊断的分界点是从坐姿到起立 5 次所需时间＞15s[8]。

> **思考练习**
>
> - 任务 1：想想您最近接触过的体重下降、营养摄入不足的患者。您采取了什么行动来解决这个问题？
> - 您是如何试图理解患者饮食困难背后的原因的？如果下次您遇到一个体重减轻、营养摄入不足的患者，您会怎么做？
> - 任务 2：想象一下，您身边的一个家庭成员已经对饮食失去了兴趣，您发现其在过去的 6 个月里体重在逐渐下降。尽管鼓励进食，却仍然不能增加摄入量；您现在关心的是这位家庭成员的衰弱。您感觉如何？您期望从医疗保健专业人员那里得到什么支持？您如何能够参与到营养保健计划中？
> - 任务 3：您如何解释良好的营养和充足的水分对您的患者及其家人的重要性？如何确保营养和充足的水分被纳入老年患者护理计划的关键部分？如何在您的工作场景里促进患者更好地摄入营养和液体？
> - 结合渐进式阻力运动（每周至少 2 次）和营养优化［特别是满足蛋白质需求 1.2~1.5g/（kg·d）］的联合干预已被证明对改善肌肉含量、肌力和身体功能具有积极的效果 [12, 19, 20]。

结论

需要采取全面、多学科的做法，以确保提供高质量的营养护理，并作为护理过程的一个组成部分向所有老年人提供支持。对营养状况进行详细和彻底的评估，以及定期筛查和监测体重，对于确保患者的营养状况能够得到优化至关重要。干预措施应侧重于食物优先的方法，并考虑饮食的社会、环境和心理方面，以及影响饮食摄入的生理因素。干预措施应立即实施并密切监测，同时考虑到自然衰老进程和个人不断变化的需求。建议根据当地就诊指南评估为营养不良高危人群，应转诊给营养专家进一步诊治。

推荐阅读

[1] British Association of Parenteral and Enteral Nutrition (BAPEN) website: https://www.bapen.org.uk/nutrition-support/nutrition-by-mouth

[2] Malnutrition pathway website: https://www.malnutritionpathway.co.uk/copd

[3] British Dietetics Association (BDA) food fact sheets: https://www.bda.uk.com/foodfacts/malnutrition

参考文献

[1] Nifli A (2018) Appetite, metabolism and hormonal regulation in normal ageing and dementia. Diseases 6(3):66.

[2] Volkert D, Beck AM, Cederholm T, Cruz-Jentoft A, Goisser S, Hooper L, Kiesswetter E, Maggio M, Raynaud-Simon A, Sieber C, Sobotka L, Asselt D, Wirth R, Bischoff S (2018) ESPEN guideline on clinical nutrition and hydration in geriatrics. Clin Nutr 38:10–47.

[3] NICE (2012) Nutrition support in adults [QS24]. https://www.nice.org.uk/guidance/qs24. Accessed 20 Sept 2019.

[4] NICE (2006) Nutrition support for adults: oral nutrition support, enteral tube feeding and parenteral nutrition [CG32]. https://www.nice.org.uk/Guidance/cg32. Accessed 20 Sept 2019.

[5] Nestle Nutrition Institute (NNI). Mini nutritional assessment tool. https://www.mna-elderly.com/. Accessed 23 Sept 2019.

[6] British Association of Parenteral and Enteral Nutrition (BAPEN) (2018) Malnutrition Universal Screening Tool (MUST). https://www.bapen.org.uk/screening-and-must/must/must-toolkit/the-must-itself. Accessed 23 Sept 2019.

[7] Cederholm T, Jensen GL, Correia M, Gonzalez M, Fukushima R, Higashiguchi T, Baptista G, Barazzoni R, Blaauw R, Coats A, Crivelli A, Evans D, Gramlich L, Fuchs-Tarlovsky V, Keller H, Llido L, Malone A, Mogensen KM, Morley JE, Muscaritolo M, Nyulasi I, Pirlich M, Pisprasert V, de van der Schueren MAE, Siltharm S, Singer P, Tappenden K, Velasco N, Waitzberg D, Yamwong P, Yu J, Van Gossum A, Compher C (2019) GLIM criteria for the diagnosis of malnutrition – a consensus report from the global clinical

[8] Cruz-Jentoft J, Bahat G, Bauer J, Boirie Y, Bruyere O, Cederholm T, Cooper C, Landi F, Rolland Y, Sayer A, Schneider S, Sieber C, Topinkova E, Vandewoude M, Visser M, Zamboni M, Bautmans I, Baeyens J, Cesari M, Cherubini A, Kanis J, Maggio M, Martin F, Michel J, Pitkala K, Refinster J, Rizzoli R, Sanchez-Rodriguez D, Schols J (2019) Sarcopenia: revised European consensus on definition and diagnosis. Age Ageing 48:16–31.

[9] Cederholm T, Bosaeus R, Barazzoni R, Bauer J, Van Gossum A, Klek S, Muscaritoli M, Nyulasi I, Ockenga J, Schneider SM, de van der Schueren M (2015) Diagnostic criteria for malnutrition – an ESPEN consensus statement. Clin Nutr 34:335–340.

[10] Elia M (2015) The cost of malnutrition in England and potential cost savings from nutritional interventions: a report on the cost of disease-related malnutrition in England and a budget impact analysis of implementing the NICE clinical guidelines/quality standard on nutritional support in adults. https://www.bapen.org.uk/pdfs/economic-report-full. pdf.

[11] Russell, Elia (2012) Nutrition screening survey in the UK and ROI in 2011. BAPEN. https://www.bapen.org.uk/pdfs/nsw/nsw-2011-report. pdf. Accessed 20 Sept 2019.

[12] Duetz N, Bauer J, Barazzoni R, Biolo G, Boirie Y, Bosy-Westphal A, Cederholm T, Cruz-Jentoft A, Krznaric Z, Nair S, Singer P, Teta D, Tipton K, Calder C (2014) Protein intake and exercise for optimal muscle function with aging: recommendations from the ESPEN Expert Group. Clin Nutr 33:929–936.

[13] Scientific Advisory Committee on Nutrition (SIGN) (2016) Vitamin D and health report. https://www.gov.uk/government/publications/sacn-vitamin-d-and-health-report. Accessed 20 Sept 2019.

[14] NICE (2018) Dementia: assessment, management and support for people living with dementia and their carers [NG97]. https://www.nice.org.uk/guidance/ng97. Accessed 20 Sept 2019.

[15] Whear R, Abbott R, Thompson-Coon J, Bethel A, Rogers M, Hemsley A, Stahl-Timmins W (2014) Effectiveness of mealtime interventions on behaviour symptoms of people with dementia living in care homes: a systematic review. J Post-Acute Long-Term Care Med 15(3):185–193.

[16] Volkert D, Chourdakis M, Faxen-Irving G, Fruhwald T, Landi F, Suominen M, Vandewoude M, Wirth R, Schneider S (2015) ESPEN guidelines on nutrition in dementia. Clin Nutr 34(6):1052–1073.

[17] Herke M, Fink A, Langer G, Wustmann T, Watzke S, Hanff AM, Burckhardt M (2018) Environmental and behavioural modifications for improving food and fluid intake in people with dementia. Cochrane Database Syst Rev (7):CD011542.

[18] Edwards D, Carrier J, Hopkinson J (2017) Assistance at mealtimes in hospital settings and rehabilitation units for patients (>65 years) from the perspective of patients, families and healthcare professionals: a mixed methods systematic review. Int J Nurs Stud 69:100–118.

[19] Cermak NM, Res PT, De Groot LCPGM, Saris WH, Van Loon LJC (2012) Protein supplementation augments the adaptive response of skeletal muscle to resistance-type exercise training: a meta-analysis. Am J Clin Nutr 96:1454–1464.

[20] Denison H, Cooper C, Sayer A, Robinson S (2015) Prevention and optimal management of sarcopenia: a review of combined exercise and nutrition interventions to improve muscle outcomes in older people. Clin Interv Aging 10:859.

第 9 章
连续性护理
Continuity of Care

James Brockie　Carolyn Gair　著

陈　婧 **译**　高　远　李晓芳　谷思琪 **校**　李高洋　刘　婧 **审**

学习目标

本章将使您能够：
- 使读者理解医疗卫生和社会保障人员之间跨专业工作的优势和挑战。
- 加强读者对涉及出院和避免入院的社会工作者和社会保障专业人员的角色和责任的认知。
- 提高读者与社会工作者及其他社会保障专业人员有效合作的能力，促进住院患者得到良好的连续性护理。

"连续性护理"指的是患者与临床医生或护理管理者之间保持连续的治疗关系，"包括提供、分享患者信息和护理计划，以及调整患者所需要的护理内容"[1]。虽然"连续性护理"一词主要由卫生专业人员使用，但它也是一个适用于社会工作的概念。研究表明，服务对象很乐于让同一名社会工作者从始至终参与到他们的护理中，因为这可以帮助他们适应新的环境[2]和生活中的改变。也有证据表明，"以关系为基础的实践"对需要照护和帮助的成年人是有效的，它关注的是社会工作者和服务对象之间的关系，而不是角色的工作程序和执行功能[3]。

在医院，社会工作者在预防入院和出院方面都发挥着核心作用。像所有职业一样，社会工作必须通过其实践所处的社会和历史背景来看待。英国的社会工作起源于我们现在所理解的第三方非政府公共组织，典型例子就是基督教慈善机构会为生活困难的人们提供帮助和支持。第二次世界大战后，出现了新式的国家福利制度，社会工作者在日益复杂和充斥官僚的福利体系中发挥了重要的作用，他们给予人们指引，并将稀缺的资源分配给那些最需要的人。尽管社会工作现在是一种有自己的循证基础和清晰的专业价值观的职业，但它也仍然发挥着作为福利服务和保障金把关的作用。虽然历届政府都在探索将卫生服务和福利保障相结合起来的可能性，但这两项服务仍然有各自的独特性。此外，整合工作对患者/服务对象的益处的证据是有限的[4]，实现整合服务所需的改变组织结构和文化变革是困难重重的[5]。

虽然护士、医生和社会工作者经常合作，但社会工作者的角色定义可能有些模糊。这也不奇怪，因为社会工作有很多定义，其中最广泛、最被认可的如下：

"社会工作是一种以实践为基础的职业，也是一门促进社会变革与发展、提高社会凝聚力及赋予人民权力和自由的学术学科。正义、人权、集体责任和尊重多样性的原则是社会工作的核心。以社会福利工作、社会科学、人文学科和本土知识的理论为基础，社会工作让人们和机构参与进来，应对生活挑战，提高生活质量。上述定义可在国家和（或）区域层面上加以扩大[6]。"

对许多社会工作者来说，提升患者的人权和自主权仍然是良好社会实践的核心。尽管近几十年来，许多研究人员努力改善了实践中的管理方法，但是业内人士一直致力于重新关注以关系为基础的实践导向[7]。在英国，政府制订了社会福利工作的框架，明确了社会工作者所需的基本知识和技能来推动这种实践导向[8]。随后的政策文件重申了在卫生和社会保障组织中需要进行文化转变，以确保护理是以人为本的[9]。然而，Hollinrake[7]认为，遵从实际的法律框架仍然要采用新自由主义的观点，并在此基础上加强了英国私立机构在提供老年人护理和支持方面的作用。对许多研究人员来说，自由市场的竞争本质和私立机构的盈利动机与提供个性化护理的初心难以调和[10]。此外，该部门员工的高流动率也导致了为患者/服务对象提供连续性护理方面的困难[11]。我们还应该认识到，世界各地在组织和提供卫生和社会护理服务的方式上存在着差距。

Tanner[2]等的研究表明，社会工作已经从其传统的涉及个人和社区长期工作的传统治疗方式转换成"个案管理"方式。在实践中，一旦患有目前的急症风险被降低或延迟，通常就会结束追踪案例，与患者建立持久关系的可能性是有限的。此外，有证据表明，在英国国家医疗服务体系和社会福利体系中，员工的流动率和患病率都很高[12]，这样只会加剧问题。员工通常会为不同的组织工作，而最后造成的是，为患者/服务对象提供连续性护理可能很难实现。此外，在医院的工作人员不一定在患者出院回家后还为他们提供服务。然而，在一些地区，已经实施了一种新的评估模式，即出院评估，患者的社会护理评估会在出院后完成[13]。同样，在如何落实这些评估方面，存在区域和国家层面的差异。

考虑到这些局限性，有必要拓宽我们对"连续性护理"这一概念的理解，从只有一个卫生专业人员管理患者的整个治病过程，扩展到在不同诊疗阶段由多学科团队共同协作。在这样一个涉及不同立法、政策和实践的复杂体系中，所有工作人员都应该就患者的病情进行明确和有效的沟通。在忙碌的、快节奏的医院环境中，所有工作人员都必须记住，他们的病历记录是真实的、简洁的、清晰的，并避免使用首字母缩略词和医学术语，以便不同学科的专业人员都能够理解。

虽然各地的做法各不相同，但在英国，社会工作者的角色应做如下理解：其是一个在法律框架下运作的职业人员，这个法律主要是依据2014年《护理法》（Care Act）[14]，并对那些因为身体病患、精神伤害或缺乏安全保障，使其独立自主能力或健康受到损害的成年人的护理和需求进行评估。在基本层面上，患者在出院时可能需要照护和帮助，这时社会工作者可能就会参与进来，例如帮助他们洗漱和穿衣，准备膳食，资产管理或进行社区随访。社会工作者的作用是通过评估，确定一个人是否有符合条件的护理和支持需求，然后，他们应该与患者、其他专业人员及患者希望参与进来的任何其他人合作，以确定如何最大限度地满足评估中确定的需求。

除了评估需求和协调患者的护理和支持外，社会工作者还负责对虐待指控进行调查[14]。这不是一个简单的过程，有时会延迟患者的出院。虐待（如疏忽照护或造成了身体伤害）是导致患者住院的原因，社会工作者希望在他们的询问调查中得到卫生专家的意见，他们需要护士对患者特定健康问题的专业意见，同时也希望得到患者健康需求的书面评估。如果患者的病情复杂，社会工作者会重视护士在风险评估中的建议，这样可以减少患者在院外受到伤害的机会。这种跨专业的工作对于患者的保障工作至关重要。政府起草的《个人安全保护条例》（Making Safeguarding Personal）[15]中强调了让患者/服务对象参与保障调查的重要性。研究表明，必须确定患者/服务对象希望从保障调查中获得什么，并与其一起制订目标，以确保尽快治愈，减少重复转诊[16]。

一、理论、原理和证据基础

在这种背景下，成人社会工作干预效果的研究参差不齐。在这个节点，承认关于社会工作实践的本质存在一些争论，特别是关于社会工作是人文还是科学的争论，是有意义的。大多数社会工作研究都是定性和小规模的，事实上，一些研究人员完全否认"科学"研究方法的有效性。因此，在社会工作研究中，很少会见到随机对照试验。最近一个对成人服务中社会工作干预研究的系统回顾中发现，在他们的护理中，社会工作干预对患者有可量化的获益，原因包括社会工作者有能力向患者提供教育和咨询支持，以及将他们与社区护理联系起来[17]，这些都有助于患者得到连续性的护理。

以下将探讨社会工作者在实践中的关键技能和证据基础（图9-1）。

（一）分析

社会工作的一个核心要素是分析信息。社会工作者必须权衡与服务的成年人有直接关系的证据，并考虑对该人产生影响的社会和环境因素。例如，社会工作者将需要与评估对象会面，但也可能与参与其护理的任何人碰面（如家庭/非家庭成员、护士、医生），并要考虑到更广泛的社会环境因素，如政策和福利制度。一名社会工作者不只要考虑服务对象发生了什么事，还要分析这种情况对其意味着什么，会产生什么影响，以及在这种情况下，在社会工作者的法定权力和职责范围内，怎样满足此人的需求。分析还提供了评估和管理风险的机会，这在安全保障方面及连续性护理方面至关重要。有些信息在评估过程中经常发生演变，这就涉及了对收集的信息进行反思（和综合）。社会工作评估通常"以需求为导向"的方式进行，因为分析的重点是此人及其需求。社会工

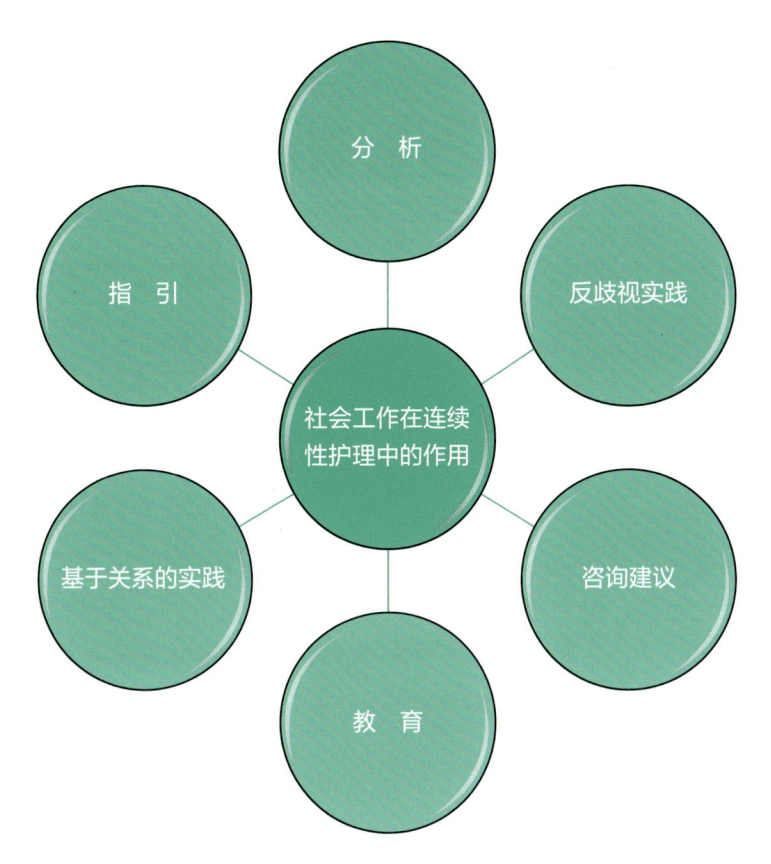

图 9-1 社会工作在连续性护理中的作用

作者也必须研究哪些服务是可获得的，哪些服务最能满足服务对象的需求，通过分析，社会工作者还必须经常根据此人可用的资源进行协商和提供建议，这一切都将对患者的连续性护理做出积极贡献。

（二）反歧视实践

人们受到歧视的原因有很多，有可能是基于偏见和刻薄的蓄意行为，也有可能是由于对社会中存在的意识形态歧视性言论的无知而无意造成的。Thompson[18]提醒社会工作者，社会工作任务部分就是要认识并承认一些言论会造成层层歧视和压迫。一个人可能生活在多层次的歧视和压迫中，这将对他们的社交和情感产生影响，在围绕连续性护理开展工作时，社会工作者应该在

113

评估和干预中就此方面加以考虑。反歧视是社会工作的核心价值和责任[18]，因此，仅仅反歧视是不够的：社会工作者必须挺身而出，挑战创造和加强个人歧视的文化和结构体系。就个人而言，这可能还包括质疑他人的态度，倡导和为患者争取在出院后获得连续性护理服务，以及指导患者他们有权获得哪些服务。

（三）咨询建议

提供咨询建议不是社会工作专业所独有的，然而，咨询建议的技能对所有社会工作者都是至关重要的，特别是在帮助经历困扰的人们时[3]。支持社会工作实践的理论框架为社会工作者提供了服务对象整个生命周期的参考。虽然衰老对一些人来说是一种积极的体验，但对于一些老年人来说，这也是一段悲伤和失落的人生阶段，其中原因有很多，包括老伴去世、孤立感和孤独感等。除此之外，衰老导致的一些身体和生理变化，如健康状况下降，也会对情绪产生不利影响。社会工作者可以利用他们的沟通技能来帮助那些经历生活困扰的老年人，并与他们一起探讨衰老的社会问题。Boyd 和 Bee[19] 认为 Levinson 的理论在这种情况下是有用的。因为它表明人们在一生中会经历稳定阶段、过渡阶段和不稳定的阶段。一个好的评估和干预可以帮助患者实现在任何人生阶段的成长和改变，其中包括在医院、家庭或社区环境之间的转换。事实上，通过心理治疗和咨询技巧，社会工作者可以深入了解到一个人的生活经历，这反过来又有助于为其全面的评估和制订护理计划。这对那些经历悲伤或孤单的人来说特别重要，因为在这种情况下，社会工作者使用询问技巧进行评估的过程，本身就具有治疗作用。

（四）教育

社会工作者在教育患者方面也发挥重要作用。这往往涉及专业人员使用的医疗和社会术语的教育，也涉及现有的政策和流程。作为一个基于价值观的职业，社会工作的功能和目的所必不可少的组成部分是赋予个人权力[20]。通过解释计划安排和需要进行的流程，可以使人们做出明智的决定，并在人们对自己的处境感到困惑时，在情感上给予肯定，消除他们的疑虑。通过教育赋权的一个例子是延迟转移照护（delayed transfers of care，DTOC）的信息分享。如果患者身体健康，能够出院，则不应因为等待转院而延迟出院。这会造成不必要的混乱和痛苦，也会妨碍真正有需求的患者入院。然而，完成一个全面的整体评估并在需要时就护理方案达成一致，这对被评估者和完成评估的社会工作者来说都很耗时。最终，地方当局可能会因 DTOC 而被罚款，如此必然会导致进行优先事项的冲突。通过与患者/服务对象分享其中的一些信息，可以让他们能够从组织者的角度了解情况和认识到评估的紧迫性。英国 NICE 在指南[21]中强调了专业人员之间及与服务对象之间沟通和信息共享的必要性。正是这种沟通和信息共享让接受服务的成年人，了解并知晓他们有权利获得服务。

（五）基于关系的实践

近年来，基于关系的社会工作实践经历了一次复兴，这也许是对社会工作一直以来所处的新自由主义背景的反馈，但也可能是在整体和高效工作的有效性方面有越来越多证据基础的原因。基础信息是，在与人整个生命周期服务过程中，建立并维护与人的关系可以让社会工作成功顺利地开展。Dimes[3,p.61]建议社会工作者可以利用他们的技能作为"变革的催化剂"，并列举了以下可视为是与成年人进行基于关系的社会工作实践的重要工具的能力：专业、开放、诚实、反歧视和积极倾听。这些能力可以在很大程度上影响社会工作者和他们的工作对象之间互动的质量。如果社会工作者以诚实和开放的态度工作，以专业的态度积极倾听，那么就可以与工作对象发展出一种相互信任、相互认可的关系，在这种关系基础上就能对需求和风险进行全面的、以人为本的评估。这可以延伸到对社会工作非常重要的跨专业合作中，以及与服务对象之间的基于关系的互动中。相反，通过不良案例回顾和个人保障失败的证据表明，沟通不畅会导致医院护理不良事件和严重事故的发生[22,pp.147-185]。基于关系的实践现在已成为社会工作教育的一部分，并且可以在社会工作组织的实践场景中找到。

二、指引

社会工作者通常可以引导人们使用或预约服务，以确保护理的连续性。根据 2014 年《护理法》，一个人必须"有资格"获得照护和支持。他们有资格获得某些需求，但不是有资格获取所有的需求。在这种情况下，社会工作者将研究与其最相关和最容易获得的服务，并指导当事人获得该服务。此外，2014年《护理法》的关键原则是预防、减少和推迟护理需求，因此，社会工作者可以将患者就诊或推荐给服务机构以避免或减少他们的服务需求。其中包括转诊给卫生专业人员，或者第三方非政府公共组织及社区团体等。举个例子，当一个人在戒烟方面有特殊的需求并要求提供一些帮助时，社会工作者会将此人推荐给全科医生或护理专家，以满足其需求。如果一个人感到孤独，则可能需要推荐到社区的活动俱乐部，同时也会评估这个人的其他护理和支持需求等。

案例练习

1. Jones 夫人

Jones 夫人今年89岁，独自住在英国小镇的一个小公寓里。虽然Jones 夫人的儿子是她唯一在世的亲人，但她被儿子疏远，他们已经10多年没有联系了，在过去的6个月里，Jones 夫人一直定期住院。深夜，通常在按下紧急报警器之后，迷迷糊糊的Jones 夫人会被送入医院治疗。Jones 夫人入院的原因之一是尿路感染，除此之外，在大多数情况下，她没有必须住院的医疗原因。最近一次的病历记录表明，Jones 夫人有"痴呆样"症状，但她没有被正式诊断痴呆。除此之外，病房的责任护士多次记录下Jones 夫人"独自在家感到孤独和害怕"，这位护士还记录了Jones 夫人在医院醒来时的状态是"警觉且良好的"。

在这种情况下，参与Jones 夫人护理的医疗卫生和社会保障专业人员需要与她合作来解决这一问题。在英国，2005年《精神能力法》(*Mental Capacity Act*) 要求，无论Jones 女士是否患有痴呆，每个参与她健康问题的人都要假设她可以做出自己的选择，除非有证据表明她无法为自己做出具体决定，这适用于所有决策。在本案中，我们重点关注围绕她的护理和治疗做出的决策。Jones 夫人应该参与所有有关她的需求的讨论，并制订出以人为本的计划,以帮助她能够安全有效的出院。在一些地区,医疗卫生和社会保障人员会进行合作,目的是让再入院高风险的患者,避免再次入院。这种工作不仅促进了跨学科的交流学习,而且符合整个医疗卫生和社会保障系统的利益,为人们提供符合其需求的帮助,以减少医院医疗服务的负担。这样做成功的关键是需要共同努力,并且确保彻底开发了所有支持来源,无论这些来源是由国家卫生系统、地方政府还是通过志愿服务提供的。此外,为了确保患者接受的护理服务具有连续性,征得患者同意后与那些在社区与他们一起工作的人(如他们的全科医生、社区护士、心理医生或社会工作者等)分享健康计划也是值得的。

2.Robert

Robert 是一位 66 岁的先生,在经历了一次脑卒中后一直住院。Robert 和他的伴侣 Brian 住在英国一个大城市郊区的一处四居室的大房子里。到目前为止,Robert 已经恢复良好,虽然他有时口齿不清,在行动时需要一些帮助。经他本人同意,责任护士已经向当地主管部门提交了一份关于 Robert 需求的评估报告。2014 年《护理法》规定,每个地方当局有义务对任何需要护理和支持的成年人进行全面评估。医院评估小组的社会工作者 Inderjit 安排了与 Robert、Brian 和病房的主管护士见面,开始对 Robert 的需求进行评估。评估涵盖了 Robert 生活的方方面面,不仅包括他的健康,还包括他在情感健康、宗教信仰、人际关系、财务状况和社交生活方面的需求,以及对 Robert 来说任何重要的事情。至关重要的是,Inderjit 的评估不仅要了解 Robert 自己的需求,还要了解在他住院期间,主管医生、护士和治疗师完成的关于他的所有评估。虽然一些专业人士担心共享信息是否可行,但大多数医院都有信息共享知情同意协议,据此,他们可以与社会工作者共享患者的信息。在 Robert 的案例中,当他出院时,他可能会得到语言康复治疗师及物理治疗师的持续治疗。关于 Robert 的任何护理计划和治疗目标都需要与 Inderjit 分享,以便 Brian 或家庭保姆能够接受培训，以帮助 Robert 在回家后完成康复练习。Inderjit 也会考虑 Brian 的看法，并为他提供机会行使自己的权利，对照护 Robert 的护理人员进行评价。在英国，2014 年《护理法》中规定，服务对象有权要求将满足其护理需求所需的保障金（个人预算）以直接付款方式支付给他们，他们可以把这些钱花在满足他们护理和支持需求的服务上。Inderjit 会与 Robert 沟通此事，并帮助他管理预算。Inderjit 也会坦率地与 Robert 讨论他希望如何满足他的护理需求，以及由谁来满足。考虑到 Robert 的社会和情感需求，以及日常的实际考虑，在家里为 Robert 安排的任何护理都应该是个性化的。

思考练习

- 护士和其他卫生专业人员经常从医学角度看待患者的需求，在 Jones 夫人的案例中，考虑到导致她住院的社会和环境挑战，您认为可以做些什么来帮助应对其中的一些挑战？
- Robert 和 Brian 是一对同性伴侣，他们很可能因为性取向而在生活中受到歧视。考虑到您作为专业人士的道德义务，您如何提升他们的权利并帮助他们避免受到歧视？
- 在本章中，我们提到了医疗卫生和社会保障人员在跨专业合作时遇到的一些挑战。请思考您所需的知识、技能和价值观，以便与 Indrjit 合作，为 Robert 和 Brian 取得最佳结果。

三、进一步思考

1. 如果 Robert 来自一个不接受有偿居家照护的文化背景，您还需要考虑哪些其他因素？

2. 如果 Robert 的脑卒中对他影响更严重，他无法再开口说话，那么请思考您可能需要的知识、技能和价值观。您对他实施护理的方式会发生怎样的改变？

3. 前文提到您已经考虑过与社会工作者合作所需的知识、技能和价值观。在 Jones 夫人这个案例中，您认为 Inderjit 需要哪些知识、技能和价值观来与您合作？

结论

社会工作的价值基础与卫生专业的照护价值非常一致，这种共同点可以为成功的跨专业合作提供机会。本章从社会工作的视角探讨了连续性护理的概念。从出院向社区护理过渡的过程中，跨专业合作的重要性得到了很好的证明，希望通过分享有关社会工作者的角色和责任的知识，以提高有效工作的能力，促进连续性护理的发展和协同合作，为患者/服务对象的健康取得最佳结果。

推荐阅读和相关网址

[1] Age UK
A national charity that works to improve the lives of older people and their carers. Their website includes useful fact sheets, research, and videos. [https://www.ageuk.org.uk/]

[2] Aveyard H, Sharp, P. A *beginner's guide to evidence-based practice in health and social care*. 2nd. Maidenhead: Open University Press; 2013.
A useful guide to using evidence in practice for both health and social care professionals.

[3] Cooper A, White E. (2017) *Safeguarding adults under the Care Act 2014*. London: Jessica Kingsley Publishers Ltd.; 2017.
A concise and accessible guide to adult safeguarding legislation, policy, and practice.

[4] Feldon P. *The social worker's guide to the Care Act 2014*. St Albans: Critical Publishing Ltd.; 2017.
An accessible and informative text, aimed at social workers, but useful to anyone interested in the legal framework upon which care and support are provided to service users in England.

[5] Holder, H. Managing the hospital and Social Care interface: interventions targeting older adults. www.newhealthfoundation.org/web/wp-content/uploads/2018/04/hospital-and-social-care-interface-final-web.pdf (*accessed 28 October 2019*).
A useful report which evaluates different models of hospital discharge and makes recommendations for future practice.

[6] Offord N, Harriman P, & Downes T. Discharge to assess: transforming the discharge process of frail older patients. *Future Healthcare Journal 2017, 4 (1)*.
An informative journal article which explores the 'Discharge to Assess' model, which involves patients being discharged from hospital with a care package and then receiving their social work assessment at home.

[7] Social Care Institute for Excellence
A range of freely accessible resources including practice guides, briefings, reports, and research summaries. Includes resources on personalisation, adult social work, and safeguarding. [https://www.

scie.org.uk/]
[8] Think Local, Act Personal

Website of the TLAP partnership. The site includes a number of resources (publications, videos, blogs) related to the personalisation of adult social care. [https://www.thinklocalactpersonal.org.uk/]

参考文献

[1] Freeman G, Hughes J. Continuity of care and the patient experience. https://www.kingsfund.org.uk/sites/default/files/field/field_document/continuity-care-patient-experience-gp-inquiry-research-paper-mar11.pdf. Accessed 28 Oct 2019.

[2] Taner D, Glasby J, McIver S (2015) Understanding and improving older people's experiences of service transitions: implications for social work. Br J Soc Work 45(7):2056.

[3] Dimes M (2019) Relationship-based social work with older people. In: Dix H, Hollinrake S, Meade J (eds) Relationship-based social work with adults. Critical Publishing, St. Albans, pp 59–76.

[4] Cameron A, Lart R, Bostock L, Coomer C (2014) Factors that promote and hinder joint and integrated working between health and social care services: a review of research literature. Health Soc Care Community 22(3):225–233.

[5] Phillipowsky DJ (2018) The perceptions regarding social workers from within an integrated trust in an age of austerity. J Integr Care 26(1):38–53.

[6] International Federation of Social Work. Global definition of social work. https://www.ifsw.org/what-is-social-work/global-definition-of-social-work/. Accessed 28 Oct 2019.

[7] Hollinrake S (2019) The legislative and policy context. In: Dix H, Hollinrake S, Meade J (eds) Relationship-based social work with adults. Critical Publishing, St. Albans, pp 26–46.

[8] Department of Health. Knowledge and skills statement for social workers in adult services. https://assets.publishing.service.gov.uk/government/uploads/system/uploads/attachment_data/file/411957/KSS.pdf. Accessed 28 Oct 2019.

[9] Department of Health and Social Care. Adult social care: quality matters overview. https://www.gov.uk/government/publications/adult-social-care-quality-matters-overview. Accessed 28 Oct 2019.

[10] Henderson F, Whittam G, Moyes D, Reilly C (2018) From charity to social enterprise: the marketization of social care. Int J Entrepreneur Behav Res 24(3):651–666.

[11] Skills for Care. The state of the adult social care sector and workforce in England. https://www.skillsforcare.org.uk/adult-social-care-workforce-data/Workforce-intelligence/publications/national-information/The-state-of-the-adult-social-care-sector-and-workforce-in-England.aspx. Accessed 28 Oct 2019.

[12] Ravalier JM (2018) Psycho-social working conditions and stress in UK social workers. Br J Soc Work 49(2):371.

[13] Vernon M. NHS England's quick guide: discharge to assess and benefits for older, vulnerable people. http://www.nhs.uk/NHSEngland/keogh-review/Documents/quick-guides/Quick-Guide-discharge-to-access.pdf. Accessed 9 March 2020.

[14] Care Act 2014. http://www.legislation.gov.uk/ukpga/2014/23/contents/enacted. Accessed 9 March 2020.

[15] Local Government Association. Making safeguarding personal. https://www.local.gov.uk/our-support/our-improvement-offer/care-and-health-improvement/making-safeguarding-personal. Accessed 28 Oct 2019.

[16] Pike L (2016) Involving people in safeguarding adults. Totnes, Research in Practice for Adults.

[17] Moriarty J, Manthorpe J (2016) The effectiveness of social work with adults: a systematic scoping review. Kings College London, London.

[18] Thompson N (2016) Anti-discriminatory practice: equality, diversity and social justice, 6th edn. Palgrave, Basingstoke.

[19] Boyd D, Bee H (2015) Lifespan development, 7th edn. Pearson, Boston.

[20] British Association of Social Workers. Code of ethics. https://www.basw.co.uk/about-basw/code-ethics. Accessed 20 March 2020.

[21] National Institute for Health and Care Excellence. Transition between inpatient hospital settings and community or care home settings for adults with social care needs. https://www. nice.org.uk/guidance/ng27/chapter/Recommendations#overarching-principles- of-care-and-support-during-transition. Accessed 28 Oct 2019.

[22] Mandelstam M (2013) Safeguarding adults and the law, 6th edn. Jessica Kingsley Publishers, London.

第10章
姑息治疗和临终关怀
Palliative and End of Life Care

Sarah H. Kagan 著

霍丽涛 译　　丁俊琴 陈彩真 李春柳 校　　李高洋 杨秋玲 审

学习目标

本章将使您能够：
- 思考老年人姑息治疗和临终关怀的本质。
- 确定所需的资源以提高我们为老年人提供姑息治疗和临终关怀的能力。
- 确定我们与老年人交流的方式，来为他们提供满足其需求和喜好的姑息治疗和临终关怀。

老年人的姑息治疗和临终关怀是当前老龄化社会中讨论最多的医疗和社会护理话题之一。大众媒体代表着喜好和认知的转变，以及对获得护理设施和资源的担忧。世界各地的学者，尤其是那些来自高收入国家的学者，旨在研究和揭示姑息治疗和临终关怀护理的全部内容，从死亡的生理学和最佳临床过程，到接受护理的老年人、丧亲者、提供护理的临床医生和志愿者的经验。快速发展的行业文献和专业文献对旨在发展老年人护理实践领域的护士和治疗师构成挑战。原始研究和证据综合的绝对数量可能会压倒寻求科学的临床医生，旨在确保在姑息治疗和临终关怀中以证据为基础的实践。

在任何医疗和社会护理环境中发展自己的实践并形成强大的实践文化，需要一种明确的方法来定义和改善姑息治疗和临终关怀。通过破除误区、消除年龄歧视、澄清关系和采用最佳实践，有助于制定姑息治疗和临终关怀的框架。在实践中使用的证据通常受到证据量不足、不适用或科学性差的限制。科学通常是高度生物医疗化，有去人性化和护理碎片化的风险。护士和治疗师通常在世界各地的医疗和社会护理系统中处于有利地位，都能很好地识别和平衡姑息治疗和临终关怀护理的医疗化。这些临床医生为那些希望减少医疗化、希望得到更全面的姑息治疗、希望对自己生命结束的地点和方式有更多控制权的老年人提供了重要的主张。护士和治疗师提供了具体的、因人制宜的途径，使姑息治疗和临终关怀变得人性化和个性化。作为一名护士或治疗师，您每次对一位老年人采取的干预措施，共同构成了对姑息治疗和临终关怀的有力贡献，也是在社会层面上对医疗和社会护理的更广泛贡献。

本章讨论老年人的姑息治疗和临终关怀，其首要目标是消除年龄歧视，并为在该领域寻求发展实践的护士和治疗师提供新的视角。本章首先概述了姑息治疗和临终关怀的相关理论和证据，包括姑息治疗和临终关怀中的定义、概念和争议，重点关注全世界范围内代表相关观点的文献。一个案例研究借鉴了 Ruth McCorkle（一位著名的美国癌症护理学家，她因患乳腺癌而死亡）所写的文章，讲述了她的经历和思考，通过一个生活和工作交织在一起的故事阐明了关键概念，家庭姑息治疗和临终关怀的一个实践例子，综合了理论和证据讨论。一系列的思考练习使我们能够作为普通人和临床医生去探索这些概念。最后，知识拓展能让我们探索专业文献，使我们的团队在姑息治疗和临终关怀中获得更大的学术影响力和更多的实践知识。

一、理论与依据

世界各地的个人、家庭、社区和社会以不同的方式理解姑息治疗和临终关怀。对所有人来说，死亡就像出生一样，从根本上说是人类的一种普遍经历，同样也是深刻的个人经历。每个人的死亡对个人来说都是独一无二的，是他们生命的结束证明。同样，出生和死亡从根本上说是人类和个人的经历，完全被医疗化所改变[1]。死亡的医疗化影响了姑息治疗和临终关怀，以及任何社会中临终关怀和死亡的社会构建。医疗化改变了人类生活的自然进程，改变了人们的期望，并将这些经历限制在机构化的环境中，在那里，依赖仪器设备的行为混淆了寻求舒适和支持的简单愿望。现在，死亡是一个特殊的医学事件，特别是在高收入国家和一些中低收入国家（low-and middle-income countries，LMIC），在这些国家，对抗疗法占西方医疗健康主导地位。重要的是，随着年龄的增长，许多人对死亡的看法可能与医学解释相冲突。然而，随着社会人口的老龄化，人们对在家死亡的渴望也变得现实起来。长寿往往使更多的人独居，这使得姑息治疗和临终关怀的设置具有挑战性[2]。

生命的结束和死亡是在特定的社会和文化背景下构建的。因此，对生命末期和死亡的社会结构是护士和治疗师为其提供护理的地方和社区所特有的。同样，处于生命末期的老年人在面对自己的死亡时，也会分享这些社会结构，并从中得到启发。人类学的社会死亡概念阐明了社会结构的力量。社会死亡与生物死亡有关，发生在生物死亡的同时、之前或之后。这种关系取决于社会、文化、家庭和个人的戒律。例如，在宗教传统规定生物死亡的人要展示一段时间的文化中，社会死亡可能在生物死亡后几天才会发生，直到埋葬或火化。相反，在其他社会文化背景下，患有痴呆等疾病的老年人可能会在生物死亡前很久就达到社会死亡的程度，这让人想起当代对澳大利亚和英国等社会中非人性化的长期照护机构的担忧[3]。在治疗和机构化过程中，医疗化可能会调和生物死亡和社会死亡之间的不协调。

医疗化对死亡的社会结构的贡献，使得定义姑息治疗和临终关怀对于发展实践和改善老年人终末期的护理至关重要。就本章而言，姑息治疗是这样定义的。姑息治疗的重点是管理老年人所经历的症状，帮助他们了解自己的健康和幸福，并通过专业和辅助专业人员的关系、资源和服务，在情感上、精神上和社交上支持他们。从这个意义上说，姑息治疗需要了解患者并与患者建立关系。相反，以这种方式定义的姑息治疗不需要专门的医师合作提供服务。同样，这种形式的姑息治疗可能发生在正规医疗机构之外，姑息治疗计划，例如，在社会护理和社区计划中，治疗师为老年人及其家庭提供护理和支持。这个定义含蓄地反映了姑息治疗界目前关于姑息治疗是否实际上是舒缓医学的争议。舒缓医学的兴起可以说与死亡的医疗化相符合。因此，它在很大程度上排除或限制了对老年人的控制，同时限制了护士和治疗师的贡献。

重要的是，这里使用的姑息治疗定义拒绝将预后短的严重或限制生命的疾病的诊断作为确定服务资格的常见附加物。附加医学诊断和预后往往与承认晚年固有的近似死亡率相冲突。这样的附加条件削弱了老年人对自己生命终点的决定权。此外，通过限制性的诊断和预后标准来规定谁有资格接受姑息治疗，则阻碍了患有多种疾病的老年人获得姑息治疗的机会，因为他们的医疗问题清单可能掩盖了巨大的症状负担和预先缩短的生命期。最后，用医学术语来定义姑息治疗违背了这种治疗的本质。缓和是指缓解、减轻或限制，而不是治愈或解决根本问题。护士和治疗师为所有年龄段的人缓解症状、反应、经历和意义。姑息治疗可以说是护士、治疗师、社会工作者、牧师和其他专业人员提供的一种传统和具有关怀特点的治疗。这一传统在医学提出要求之前就已经存在。医学对姑息治疗的贡献无疑是重要的。然而，这种关怀治疗的核心是人性化和个性化的。因此，护士、治疗师和其他人都需要练习。

姑息性康复是姑息治疗中要素之一，特征最不明显，但经常被巧妙地实践。在那些普遍获得姑息治疗和临终关怀服务的社会中，临终关怀在哲学上指导临终关怀的服务，可能会比那些机会有限、临终关怀只是一个护理环境的社会提供更有力的姑息性康复服务。例如，关于姑息性康复的科学文献和临床论述英国明显比美国更强。从根本上说，姑息性康复既是一种哲学立场，也是一种护理方法。它提供了有希望的手段来帮助患者让他们尽可能长时间地生活得更好[4]。护士和治疗师在为老年人提供姑息性康复方面进行了有效的合作。康复是姑息治疗和临终关怀的核心，支持老年人所希望的死亡。

（一）老年人临终关怀和姑息治疗

在本章中，临终关怀和姑息治疗在很大程度上是同义词。老年人的生活死亡率接近，无论他们是否选择承认自己的死亡率及其相对但未指明的接近程度。因此，虽然临终关怀实际上应用于生命的最后几天和几个小时，生理变化表明死亡即将来临，但在这个时间之前并包括这些时间的护理既是姑息治疗，也是临终关怀。暂时定义临终关怀是姑息治疗的延伸。然而，临终阶段是姑息治疗的一些要素是那几个小时所特有的，并与垂死的人密切相关。这些要素包括识别和解释意识状态正在迅速转变的老年人、经常焦虑的亲人及临终关怀的其他人即将死亡的生理迹象。

通过近似死亡将姑息治疗和临终关怀联系起来，避免了流行观念中固有的一些年龄歧视，这些观念旨在将姑息治疗和临终关怀与医学诊断和预后分开并加以限制。Gullette对医疗健康中年龄歧视的动人描述和分析反映了更多的文献资料，证实了在整个医疗卫生和社会保障中各种形式的机构和个人年龄歧视[5]。关键的是，年龄歧视是对老年人治疗不足和过度治疗的主要原因，通常是无形的，使他们无法完全获得、延误和转移护理。年龄歧视造成了"医源性疾病"，延长了疼痛和其他症状的不适感，并有过早死亡的风险。姑息治疗和临终关怀中的年龄歧视包含了所有参与者采取的行动，包括护士和治疗师的信念、态度和行为。针对老年人的年龄歧视，当他们预期和经历着生命的终结时，往往是矛盾的、积极的，而不是苛刻的和恶言的[6]。例如，许多人，包括专业人员和非专业人员，都对老年人有保护感，并经常旨在保护老年人不受他们认为可能令人痛苦的信息和事件的影响。诸如"甜美"或"可爱"之类的善意描述通常也是年龄歧视。矛盾的、保护性的和善意的行为，如果是基于对年龄或衰弱的看法，则仍然是歧视性的。反思性实践有助于识别在姑息治疗和临终关怀中存在的个人、专业和机构的年龄歧视，并制订计划，以实际的、非歧视性的理解和行动来取代年龄歧视。问问自己"如果这个人年轻40岁，我是否会对他采取不一样的看法、感受和行为？"是在实践中开始反思的一点。

与年龄歧视一样，道德评判在生命末期护理中被广泛表达，并在很大程度上被接受，甚至被接纳为对死亡质量的一种评价。善终的出现，有时与"坏死"相对立，贯穿到姑息治疗和临终关怀临床和社会科学文献中。在他们重要的综合回顾中，Cottrell和Duggleby得出结论，在科学和护理中传播的善终概念限制了使死亡成为人们所希望的选择[7]。虽然许多人称赞美善终可以指导临终关怀的发展，但它的应用会转移人们对自身死亡的期望和恐惧的关注，取而代之的是一种神话般的理想。有用的是，询问善终可能会利用与老年人的富有成效的对话，讨论他们认为什么是善终。对任何人来说，唯一善终是避免他们的恐惧并最大限度地实现他们期望的死亡。

以人为本和以人为本的护理合乎逻辑地出现在姑息治疗和临终关怀中对人类、个人和社会的讨论中。然而，从根本上讲，以人为本的定义和应用是有弹性的，存在着各种不同的哲学因果[8]。因此，本章避免了以人为本的护理的特殊解释，从而避免了各种辩证法的纠缠。在这里，个体和人类是姑息治疗和临终关怀的对象、原因和方式的核心。人在身份、生活和关系中定义自己。他们继续这种自我定义，即使在姑息治疗和临终关怀中，可能会终生因疾病和身体异常状况而对沟通造成潜在影响（如口腔癌治疗后的构音障碍或痴呆患者的短期记忆有限）。沟通的原则、知识和技能是护士和治疗师教育和社会化的组成部分。利用这种教育和社会化,同时借助专家同事,如职业治疗师和语言治疗师,对有效的姑息治疗和临终关怀至关重要。思考和询问当事人及其生活方式,使护士和治疗师能够以当事人的生活方式更好地了解他们,从而实现以人为本的护理。问对方"告诉我您自己和您的生活情况"。问问那些过去认识他们、现在也认识他们的人,他们是谁,他们是如何生活的。所学到的一切都有助于实现护理,"在有机会的情况下,人们以他们生活的方式死去",这句格言引领着我们。

（二）姑息治疗和临终关怀的科学依据

姑息治疗和临终关怀的科学依据比比皆是。每个月,在一系列期刊上都会出现综合证据。然而,特定现象的科学文献状况,如从治愈性治疗到临终关怀的过渡,以及更广泛的诊断人群、环境和社会,为姑息治疗和临终关怀的循证实践提供了很少的基础。大多数证据综合强调了关于证据质量和数量有限的结论,以及对更多研究的需求。目前大多数姑息治疗和临终关怀的综合证据都对其科学的性质和目的提出了质疑。专家们对姑息治疗和临终关怀的重视与日俱增,这也许是源于这些领域的过度医疗化。护士和治疗师可能持不同的观点,分别将自己置于护理模式和康复模式中。依靠他们自己的模式,护士和治疗师能够利用从生物医学证据之外获得最佳实践和证据来支持与老年人的治疗关系、以人为本和姑息治疗。对护理模式和康复模式的依赖也抵消了对抗疗法对人类健康的强调,因为它是一种客观的、单一的状态,问题清单对健康的退化进行了编纂。在护理和康复模式中,健康本源学或健康促进为生命末期时的健康和福祉提供了可能性。在这里,姑息治疗不需要单独解决问题清单,只需要缓解"无法治愈"的人。相反,人际关系是健康和幸福的核心,越来越多的证据表明,社会关系是长寿的基础,并强调通过日常生活中的目标和意义来寻找健康。护士和治疗师很容易利用治疗关系来促进健康和幸福,并且在以后的生活中能够做到这一点。注重老年人在生活中所拥有的优势和长处,以及在生活结束时仍然拥有的优势和长处,有利于姑息治疗和临终关怀。看到优势和强调优势使姑息治疗和临终关怀更个性化。在规划姑息治疗和临终关怀方面，优势清单平衡了医疗问题清单。《优势清单平衡了医疗问题清单》（*An advantage inventory balances the medical problem list*）是一篇规划姑息治疗和临终关怀方面的文章[9]。

案例分析

就像出生一样，生命的终结和死亡的现实，在用人类的术语来思考时，很快就超出了智力的理解。死亡是如此基本和重要，以至于它扩展到几乎涉及人类生存的所有方面。对个人死亡的反思往往通过将生命终结的巨大意义缩小到个人方面来提供洞察力。当我们自己像别人一样衰老时，我们也是护士或治疗师。同时，我们在日常生活中还扮演着许多其他重要的角色，这些角色影响并重塑了我们的身份。我们经常目睹我们认识的人以各种各样的死亡方式结束自己的生命。反思这些经历对于发展我们的姑息治疗和临终关怀很重要，以及作为专业角色之外的普通人去反思也是很重要的。经常共同反思临终和个体死亡对实践发展是有帮助的。同事们集体阅读经典回忆录，如 May Sarton 的《脑卒中后：日记》（*After the Stroke:A Journal*）[10]，以及 Raynor Winn 的《盐之路》（*The Salt Path*）[11] 等较新的作品，为共同思考提供了丰富的可能性。

美国著名的癌症护理学家 Ruth McCorkle，通过她的生活和工作提供了一个不同凡响的案例，并记录在她的作品中。2019 年夏天，McCorkle 去世，享年 79 岁。她与乳腺癌抗争了几十年，最终死于该病的并发症。20 世纪 70 年代，McCorkle 前往伦敦，在圣克里斯托弗安养院跟随 Dame Cicely Saunders 学习。McCorkle 作为一名护士，第一次将癌症的诊断理解为绝症（这种说法今天在姑息治疗中很少使用），在她的学术研究中很早就开始思考死亡。1978 年，她和她的导师 Jeanne Quint Benoliel 一起写了一篇关于绝症整体护理的文章，几年后，她又写了一篇关于善终的文章[12, 13]。McCorkle 在癌症护理科学领域享有辉煌的事业，在一个比今天 24h 新闻媒体更早的时代享有国内外赞誉。在 McCorkle 生命的后期，随着癌症的发展，她为《癌症护理》(Cancer Nursing)杂志写了一系列未经计划的文章，在这些文章中她提出了无意识的、特殊的、令人难以置信的有启发性的见解。她在癌症和反复治疗的影响下生活。例如，几十年来，她一直穿着治疗淋巴水肿的袖套，这部分是对她接受治疗的时代证明，但她从未写过这一经历。McCorkle 反而写了与她的护士和其他照护她的人的密切关系，同时她保持了她的护士身份。她的投入在最后一篇文章（将在死后出版）中达到了顶峰，在文中，她预见了自己的善终（在很大程度上以她自己的方式死亡），并且分享了一个非常温馨的时刻，她梦见她的小儿子和她的父亲来卧室看望她[14]。参加耶鲁大学护理学院为 McCorkle 举行的追悼会的同事说，她在去世前的一段时间内对周围的人没有反应。McCorkle 以她坚强的个性和明确的生活方式而闻名，她像活着一样死去。她的文章创造了一个关于相互缠绕的社会角色、明确身份、患有严重疾病的老龄化历程、对死亡的预期和反思、她自己善终故事的案例研究。在她最近的文章中，McCorkle 清晰地说明了几个关键原则的应用，这些原则是姑息治疗和临终关怀护理的基础。

实践案例

在一家老年病诊所，您见到了 Mae Byrd 小姐，即一位年龄过百的女士，以及她的妹妹 Louise 小姐，她在当地一家养老院做兼职护理员。她更喜欢您叫她 Mae 小姐，并且她正在接受继发性恶性肿瘤（胸壁的血管肉瘤，造成了她的贫血）的姑息性放疗，目的是抑制出血。Mae 小姐说话的方式很不同寻常，您有时很难理解她说的话，这会使她有点沮丧，但这时她会说得慢一点，您应该感谢她的考虑。Mae 小姐患乳腺癌 30 年了，现在转移到了肺和右肱骨，Mae 小姐每天至少有 2 次大出血，而且会因为放疗而感到疲劳，她说她感觉很糟糕，当您见到 Mae 小姐时，她说："我什么都没有了。但我还没准备好死呢！"Louise 小姐坐在姐姐身后，身子挺得笔直，眼泪默默地流下来。您会问 Mae 小姐是很不舒服还是很痛苦。她有力地回答说："不，可爱的医生会确保我不会不舒服。他们不认识我，但他们很熟悉我的疼痛！"她的妹妹在她身后摇了摇头，暗示她对 Mae 小姐的表达有些异议。"不，"Mae 小姐说，"我身上什么也没留下。死亡即将来临，但我不需要迎接它。"

您与 Mae 小姐和她的妹妹 Louise 小姐建立治疗关系的工作变得非常重要。考虑到 Mae 小姐在没有太多提示的情况下告诉您的事情，您可以向她表明，您想帮助她理解活着的意义。Mae 小姐谈到了她对"当一切结束时"独自一人的恐惧，她对她妹妹的爱，以及她不喜欢医院，因为她认为她必须是一个好的患者，"而不是我自己"。Louise 小姐说，Mae 小姐依靠她的兄弟姐妹救济，他们希望她"维持生计"，现在她的兄弟姐妹除了 Louise 小姐都已经去世了。

在一个多小时的谈话中，您发现 Mae 小姐是一个意志坚强的人，通常在做决定时避免任何拖延。她更喜欢一对一的互动，"我不像这个女孩那样是个交际花"，Mae 小姐这样评价自己和妹妹。然而，她一再表示，当死亡来临时，她不想一个人待着。您与 Mae 小姐和 Louise 小姐制订一个计划，让 Louise 小姐和她的姐姐一起搬进一个更大的家庭，这样 Mae 小姐就可以接受家庭姑息治疗服务，以及她所在教堂的教区护理团队的支持。她的家庭护理包括护理、物理治疗、社会工作、志愿护理支持和个人护理。她妹妹和她都比较大了，生活拮据。您建议联系社工和教区护士，帮助找到食物资源。当 Louise 小姐打电话给他们教区护理团队主席时，您为他们安排交通回家。在会议结束时，您告诉 Mae 小姐和 Louise 小姐，您会在 1 天内打电话给他们，询问计划的进展情况，以及您可能需要解决的进一步问题。您也可以问问 Louise 小姐，她是否愿意谈谈假设失去亲人时希望得到的支持。

思考练习

- 通过参加世界卫生组织（World health organization，WHO）老龄化态度测试，开始检查你们自己对老龄化和不明原因的年龄歧视的态度（https：//www.who.int/ageing/features/attitudes-quiz/en/），然后反思您为什么会以这样的方式回答问题。重读实践案例，思考在您的实践中，年龄歧视在姑息治疗和临终关怀的类似情况下会如何表现。
- 对姑息治疗和临终关怀的理解差异很大。反思一下您是如何定义这些术语的，以及为什么要这样做。如果有的话，考虑一下您的工作实践场所或机构是如何使用这些术语的。最后，反思一下这里提供的定义是如何支持发展您的实践的。
- 尝试定期的反思写作或其他反思形式来重新思考您在姑息治疗和临终关怀方面的专业和个人经历。使用本章中强调的关键词和准则指引您的反思。

实用工具

除了对这里强调的准则进行反思外，还可以考虑使用以下工具来支持对老年人的姑息治疗和临终关怀。

- 当预后成为关注点时，请考虑这样一个令人惊讶的问题：临床医生会问自己："如果这个老年人在1~2年内去世，我会感到惊讶吗？"这是转诊到正式姑息治疗服务最常见的原因。2年的时间框架通常用于多病和居住在他们的社区的老年人[15]。
- 在考虑家庭护理时，要检查生活空间评估。它被用作家庭护理需求的评估，使用简单，并提示预后的各个方面[16, 17]。

二、知识拓展

本章中提到的几个主题为扩展对姑息治疗和临终关怀的研究提供了有价

值的方向。老龄化在医疗健康中普遍存在，值得详细研究。目前有两本书相当全面地讨论了年龄歧视。它们是《年龄歧视的当代视角》（*Contemporary Perspectives on Ageism*），由 Ayalon 和 Tesch-Römer 编辑（https：//link.springer.com/book/10.1007% 2F978-3-319-73820-8），以及《年龄歧视：对老年人的刻板印象和偏见》（*Ageism: Stereotyping and Prejudice against Older Persons*）第 2 版，由 Nelson 编辑（ISBN: 9780262533409）。对许多护士和治疗师来说，社会死亡是一个不熟悉的结构。Borgstrom 在《国际医学杂志》（*Journal of Medicine*）的一篇论文中提供了对社会死亡的清晰评论（doi:https://doi.org/10.1093/qjmed/hcw183）。健康本源学通常被护士和治疗师不能很好地理解，这有益于进一步的研究，Mittelmark 及其同事编辑的《健康起源手册》（*Handbook of Salutogenesis*）是一个宝贵的资源（https：//link.springer.com/book/10.1007/978-3-319-04600-6）。

最后，缓和康复治疗正日益突出，并为加强姑息治疗和临终关怀提供了可能性。在可用的资源中，《姑息治疗教科书》（*Textbook of Palliative Care*）中有一章题为"姑息治疗中的康复"（Rehabilitation in Palliative Care）（ISSN：3319317385），作者是 Tiberini、Turner 和 Talbit-Rice。

结论

在本章中，姑息治疗和临终关怀存在是一个统一体，其中临终关怀是接近死亡这段时间的姑息治疗。临终关怀有时只能在事后、死后和丧亲期间得到重视。众所周知，估计的死亡时间是不准确的，而老年人经常有多种疾病共存和近似死亡的情况。对预后的想象使得姑息治疗（其定义不涉及预后或诊断）与老年人和我们这个老龄化的世界更加相关。常见的与医疗相关的死亡可能会限制姑息治疗和临终关怀的范围和机会。老年歧视威胁到所有护理的质量，包括姑息治疗和临终关怀。护士和治疗师坚持平衡医疗化，以确保姑息治疗和临终关怀以老年人为中心。了解这个人，并使用准则来指导姑息治疗和临终关怀，使这种关怀建立在治疗关系之上。缓和康复在解决希望和恐惧方面提供了实用性，重点是功能和舒适度。

第 10 章 姑息治疗和临终关怀

推荐阅读和相关资料

[1] Center to Advance Palliative Care https://www.capc.org/
[2] Lancaster University's International Observatory on End of Life Care https://www.lancaster.ac.uk/health-and-medicine/research/ioelc/
[3] Palliative Care Australia's Resources Page https://palliativecare.org.au/resources
[4] Royal College of Nursing End of Life Resources Page https://www.rcn.org.uk/clinical-topics/end-of-life-care/professional-resources
[5] The Palliative Hub - Professional http://www.professionalpalliativehub.com/
[6] World Health Organization's Palliative Care Page https://www.who.int/palliativecare/en/
[7] World Health Organization's Global Atlas of Palliative Care at End of Life https://www.who.int/nmh/Global_Atlas_of_Palliative_Care.pdf

参考文献

[1] Hall LK (2017) Rehumanizing birth and death in America. Society 54(3):226–237.
[2] Pollock K (2015) Is home always the best and preferred place of death? BMJ 351:h4855.
[3] Walrath D, Lawlor B (2019) Dementia: towards a new republic of hope. Lancet 394 (10203):1002–1003.
[4] Tiberini R, Turner K, Talbot-Rice H (2019) Rehabilitation in palliative care. In: MacLeod R, Van den Block L. (eds) Textbook of Palliative Care. Springer, Cham. https://doi-org.proxy.library.upenn.edu/10.1007/978-3-319-77740-5_34.
[5] Gullette MM (2018) When my mother wanted to die: the neglected issues of ageist undertreatment. Tikkun 33(3):6–9.
[6] Cary LA, Chasteen AL, Remedios J (2017) The ambivalent ageism scale: developing and validating a scale to measure benevolent and hostile ageism. The Gerontologist 57(2):e27–e36.
[7] Cottrell L, Duggleby W (2016) The "good death": an integrative literature review. Palliat Support Care 14(6):686–712.
[8] Öhlén J, Reimer-Kirkham S, Astle B, Håkanson C, Lee J, Eriksson M et al (2017) Personcentred care dialectics—inquired in the context of palliative care. Nurs Philos 18(4): e12177.
[9] Kagan SH (2017) Balancing the problem list with an advantage inventory. Geriatr Nurs 38(2):157–159.
[10] Sarton M (1989) After the stroke: a journal. WW Norton, New York.
[11] Win R (2019) The salt path. Penguin Random House, London.
[12] Benoliel JQ, McCorkle R (1978) A holistic approach to terminal illness. Cancer Nurs 1(2):143–150.
[13] McCorkle R (1981) A good death. Cancer Nurs 4(4):267.
[14] McCorkle R (In Press) Trusting the GPS: going home. Cancer Nurs.
[15] Lakin JR, Robinson MG, Obermeyer Z, Powers BW, Block SD, Cunningham R et al (2019) Prioritizing primary care patients for a communication intervention using the "surprise question": a prospective cohort study. J Gen Intern Med 34(8):1467–1474.
[16] Baker PS, Bodner EV, Allman RM (2003) Measuring life-space mobility in community-dwelling older adults. J Am Geriatr Soc 51(11):1610–1614.
[17] Kennedy RE, Sawyer P, Williams CP, Lo AX, Ritchie CS, Roth DL et al (2017) Life-space mobility change predicts 6-month mortality. J Am Geriatr Soc 65(4):833–838.

第 11 章
老年人自我忽视和孤独
Self-Neglect and Loneliness in Older Age

Lesley Hayes　Christine Cartwright　**著**
贾　宇 **译**　　鲁雪梅　赵　丹　鲁　楠 **校**　　李高洋　王　爽 **审**

> **学习目标**
>
> 本章将使您能够：
> - 理解能够导致自我忽视的关键问题及其可能对个人健康和幸福产生的影响。
> - 理解能够导致孤独和孤立的关键问题及其可能对个人的健康和幸福产生的影响。
> - 培养评估和应对孤独、社会孤立或自我忽视的意识。

本章探讨了在衰弱背景下的自我忽视和孤独 / 社会孤立这两个截然不同但又相关的概念。探讨自我忽视的部分讲解了什么是自我忽视、促成因素及其对健康和幸福的影响。提出了与自我忽视者相处的最佳实践，并探讨了与衰弱和保护的关系。关于孤独的部分，探讨了孤独和孤立之间的复杂关系，确定如何在与患者的治疗关系中识别和应对，同时讲到评估孤独的工具。

一、自我忽视

（一）了解自我忽视

自我忽视通常既具有复杂性又具有挑战性，这个词本身会让人联想出各种各样的情绪，如羞耻感、尴尬或厌恶。尽管自我忽视这个概念已经存在了很多年[2]，它多样且微妙的表现往往不易被从业者识别或分辨[1]。尽管如此，这方面研究仍相对较少，虽然自我忽视的特征和病因尚未完全明确[1, 3]，但自我忽视通常被认为与老年人年龄有关[3, 4]。

虽然自我忽视的定义各不相同，部分原因是其个性化的表现有所不同，但仍有一些与之相关的共性特征。例如，Braye 等[5]注意到自我忽视缺乏明确的定义，但确定了其三个共性特征，即缺乏自我照护能力、忽视自身环境和拒绝有助于解决这些问题的服务。因此，自我忽视可能由于自身能力受阻或无意识性自我照护不足，从而不为自己提供足够或适当的食物、水、个人卫生、药物、衣服或安全的生活环境[1, 3, 6]。居住环境的安全性可能会因囤积物品或脏乱而受到威胁，也可能因供水、燃气等基本服务中断，以及窗户破损、屋顶漏水等财产年久失修等。自我忽视人群也可能不进行自身需求评估，通常拒绝他人帮助或只是间断性地接受他人帮助[6]。因此，目前的重点是缺乏，缺少什么，以及由于无能为力或选择而无法在这些领域提供自我护理[1]。

（二）自我忽视如何影响个人

尽管很难定义自我忽视，但研究者发现强有力的证据表明它对个人的健康和幸福有负面影响，并且研究一致发现自我忽视会增加患病率和死亡率。被认定为自我忽视的人有可能患有身体和精神健康多重疾病，如糖尿病、痴呆或抑郁症，这些疾病可能没有得到治疗或治疗不足[3]。此外，还发现了可能与营养摄入不足有关的营养不良，并可能对人的身心健康产生进一步影响[1, 3]。同样，伴有功能障碍的痴呆和抑郁症也与自我忽视有关[1, 3]。被认定为自我忽视的人，死亡风险也会增加[1, 3]。Burnett 等[3]的研究报道强调，与没有自我忽视的成年人相比，自我忽视的人死亡风险至少是他们的 2 倍。

许多与自我忽视相关的因素，如囤积物品或脏乱，在临床中不经常看到[3]。因此，自我忽视在社会环境中可能更常见，因此强调需要更广泛的多学科团队的凝聚力功能。然而，由于存在广泛的因素和特征，自我忽视可能永远不会被明确定义[1]，个人和团队会对自我忽视的构成形成自己的直觉。这种隐性知识可能会阻碍与服务内部和跨服务的其他人的沟通，在团队内部解决这一点至关重要。这可以通过确保更详细的评估和 MDT 工作来实现。

自我忽视因其对个人的影响而与危害的风险和担忧有关。然而，这可能是一个挑战，因为那些被认定为自我忽视的人也可能不参与支持性服务，或者间歇性地参与，从而使积极的结果难以实现。如前所述，鉴于自我忽视本身就对健康和幸福具有消极影响，因此它也与积极的老龄化背道而驰。因此，从业者必须意识到在哪些情况下自我忽视可能是明显的，以及他们可以通过何种机制来解决自我忽视，以减轻/改善其影响。

> **反思性问题：自我忽视**
>
> Levi，84 岁，独居。他走路很困难，在家里和外面都要坐轮椅。他很难照顾自己，也不想让家人或服务机构帮助。他很少洗衣服或换衣服，厨房和休息室里有大量腐坏的食物。您被要求去拜访 Levi 并评估他的需求。您对 Levi 有什么担心？您对照护他有什么感觉？您将如何与 Levi 一起解决这些问题？

Touza 和 Prado[6] 指出，自我忽视的一个危险因素是社会资源的减少，其中包括社会参与和非正式的社会交往。社会孤立，即人们不与社区中的其他人互动，也被发现与自我忽视有关[3]。目前还不清楚两者之间是否有很大的因果关系。然而，自我忽视很可能会导致人们在社交上与他人脱节。这意味着如果需要支持，可能会缺乏支持，这也可能导致健康和幸福的下降。例如，如果健康状况下降或人们因年龄相关的变化而变得不那么能干。因此，缺乏社会支持可能导致人们的健康和幸福进一步下降。

这表明，培养和维持社会联系也可能有助于减轻自我忽视。如果是这样的话，提倡用这样的方法来解决孤独和孤立。当治疗自我忽视的人时，也可以证明是有益的，这也是以下讨论的更广泛支持的一部分。

（三）最佳实践

多学科团队的合作是至关重要的，以便充分确定相关问题/关注点，并为被认定为自我忽视的人提供个性化和适当的支持[6]。然而，当人们不想与服务接触时，参与是困难的。这就突出了关系方法的重要性，它有助于建立信任并建立关系，在这种关系中使积极接触变得更有可能。这需要持续地定期接触和监测，以建立积极地联系。

然而，社会护理研究所（Social Care Institute for Excellence，SCIE）[7]概述了良好实践的广泛障碍，这些障碍超出了人们的特征及其迫切需求。这些问题包括组织方面，如围绕谁负责提供护理的不确定性，以及由于资金限制而强调提供短期服务。这使得基于关系的治疗和提供有效的护理更加困难，并增加了人们"漏网之鱼"的风险。因此，SCIE的最佳实践策略旨在克服这些风险，建议跨机构（多机构工作）的明确合作，并在机构内部和机构之间制定对自我忽视的一致回应和护理路径。他们还建议采用基于关系的长期治疗来支持相关人员。因此，在个人层面上，他们指出，个性化和协作支持与个人的愿望一致，尊重他们的观点和目标是必不可少的。这种关系很重要，因为信任和持续的联系可以促进改变，但人们也需要对从业者恢复信心、耐心和信任。因此，从业者需要具有同理心和非评判性，以确保积极的关系能够开始发展，并最终实现改变。这可能需要服务提供者接受可能很小或不会发生的变化，同时努力寻找解决方案，并鼓励人们找到当前处境的潜在替代方案。所以，考虑到与自我忽视相关的风险，进行持续的风险评估和风险管理也很重要。因此，可靠、有效和富有同情心的沟通是关键。SCIE[8]有效地确定了一些实践建议，囊括了所有这些要素，目的是减少风险和取得积极成果。其中包括以下方面。

- 对风险、心理健康和能力进行评估。
- 推荐和指引其他服务，如视情况而定的职业治疗、整洁服务或物业维修服务。
- 如果存在药物或酒精依赖等其他问题，可能会参考咨询或治疗。
- 可能与家人交谈或与他人联系以寻求同伴支持。
- 在适当情况下与广泛地组织合作，如环境健康、消防服务或住房。

总体方法强调个性化，是一种基于价值观和以人为本的方法。因此，SCIE强调需要了解这个人，并了解什么可能导致他们的自我忽视，同时提供尊重的护理，如具有支持性、非评判性、同理心、安慰性和鼓励性的改变等特征。因此，这种方法倾向于基于有利条件的方法，即与生俱来的自主性，积极的互动，以增加对个人产生积极结果的可能性。然而，应该采用文化敏感性的策略，以确保支持服务满足个人的需求。

尽管自我忽视与积极老龄化的理念并不一致，但采取一些相关原则，如强调持续的健康和幸福，可能有助于指导提供支持的性质和方式。更积极地与服务用户合作的一种方法是采用 Britten 和 Whitby 所倡导的基于优势的方法[9]。这包括承认个人优势和群体优势，如朋友和家人。评估风险和优势，并在规划护理中考虑这些因素，将有助于制订以人为本的方法和计划。Britten 和 Whitby[9] 提供的工具鼓励进行全面的风险评估，其中包括对身体健康、心理健康和社会幸福的评估。

> **实践案例：自我忽视**
>
> Rowena 是一个在当地社区生活多年的老年女性，她只有微薄的养老金，支付生活费用都很困难。她和她的表弟 John 住在一起，但他们往往分开生活。Rowena 摔倒了，John 向邻居求救，邻居们立即打电话给医护人员/紧急服务中心。进入房子时，护理人员对房屋的状况和蓬头垢面的 Rowena 表示很担忧。在查体时，他们也意识到没有暖气，炉灶坏了。经同意后，Rowena 被转移到医院，因为评估显示 Rowena 可能出现髋部骨折。Rowena 一被转移到医院，就引起了医护人员对 Rowena 家庭状况和身体状况的保障关注。一旦引起关注，调查就开始了。在医院环境中进行评估，包括测量生命体征和全面的身体评估。需要进一步检查，其中包括 X 线检查和血液检查。Rowena 没有骨折，她的血液也没有紊乱。全面的皮肤评估让护士发现她左臀部的压力性损伤。对此进行评估并应用适当的敷料，以促进形成有效的伤口愈合环境。出院计划包括与 Rowena 讨论回家后的服务支持。她同意在短期内转诊到社会服务机构和社区护士那里。社区护士对 Rowena 进行帮助和居家护理，并与其他专业人士和第三方机构密切合作，为她提供支持。回到家后，Rowena 不想让服务人员或社会护理人员去看望她，但她与一位名叫 Sam 的护士关系

很好，允许他去看望她，定时更换臀部的伤口敷料。随着时间的推移，Sam 成为 Rowena 的关键环节，通过不断的接触，能够培养 Rowena 对她的信任。因此，Rowena 后来同意 Sam 联系其他服务部门来修理她的暖气。Rowena 不想让别人帮忙打扫房间，但她担心自己不会做饭。在与 Sam 讨论这个问题时，Rowena 说她发现使用炊具很困难，但确实喜欢一顿营养丰富的饭菜。在探索了各种选择后，Rowena 觉得使用微波炉对她来说是一个不错的选择，并准备了预先煮熟、可再加热的食物。Rowena 同意 Sam 帮她准备这些，因为她没有电话。

这种基于关系的护理方法意味着 Sam 可以继续看望 Rowena，他们能够一起持续关注 Rowena 的情况。通过持续的接触，Rowena 开始看到她自己的个人优势及支持她的朋友和家人。她慢慢地认识到这些，并通过利用自己的力量和他人的支持来改变自己的生活，帮助维持和进一步提高自己的整体健康和幸福。Rowena 的情况表明了跨团队沟通和以人为本的重要性。

（四）与衰弱的关系

Pereira[10] 认为衰弱适用于更易受到伤害的群体而不是更广泛的人群。但也并非是指该群体所有成员都是衰弱的，确保人们被视作独立的个体是非常重要的，其中包括自我忽视的老年人[10]。

大多数关于自我忽视的研究都发生在美国，在那里，它是向成人保护服务机构报告的最大形式的虐待老年人行为[1]。最近在英国，由于对其负面影响的担忧日益加剧，自我忽视也在 2014 年《护理法》中被正式承认与成年人有关。因此，它往往与保护的概念紧密联系在一起[9]，从而正式将自我忽视与衰弱概念联系起来。因此，在考虑老年人的衰弱时，重点是有风险或没有充分的保障措施[11]。不幸的是，这种重点可能导致为保护个人而降低护理和支持风险，而这样做可能导致忽视自主权[11]。平衡这些需要和承担监管风险是具有挑战性的，并且在自我忽视中被放大，其结果可能对服务对象非常不利。因此，融入

SCIE 所概述的原则[7]、Britten 和 Whitby[9] 所阐述的方法是至关重要的。

二、孤独

您上次感到孤独是什么时候？您发现自己处于什么境地？您过去是否处在某种环境中？这是什么时候的事？您感觉如何？这持续了多久？这些问题可能包括一些关于孤独的话题，如它可能是短暂的，发生在人生的任何阶段，或者是生活事件的结果。孤独越来越被认为是所有年龄段都关注的问题，它可以对健康、社会和心理产生影响。在这里，我们关注的是孤独如何影响老年人及其幸福。

老年人在晚年生活中可能会感到孤独，这可能是生活进程和事件变化的结果，这影响了人们建立、保持和维护宝贵友谊和关系的能力。社会上对老年人存在普遍的刻板印象，认为老年人是同一类人，纯粹因为他们的身体状况而感到孤独[12]，这会掩盖个人孤独体验的事实。

孤独和孤立通常是交替使用的主题，被视为个人对自己环境的情感反应，给老年人的身心健康带来担忧和风险。现在被视为两个截然不同且复杂的概念。定义这些概念可能会导致争论和界限模糊，但简单地说，两者都经历了缺乏或不足的情况。孤独可以被视为一个人对他们现有的或他们想要的关系感知缺乏的消极情绪反应，而孤立可以是一个人在社区中处于偏远或缺乏人际关系的现实[13-15]。年龄、性别、性取向、种族和宗教信仰等个人因素不被认为是孤独的原因。然而，耻辱感、社会问题、教育低下、健康问题和贫穷都可能导致孤立。

（一）国际视角

世界卫生组织[16]承认老年人在社会中的重要性和相关性，以及他们对家庭生活、职场和志愿工作的贡献。WHO 在研究影响老年人心理健康的风险因素时，确定了身体健康下降和衰弱等原因，而其他挑战包括社会经济地位下降、丧亲之痛，以及孤立和孤独等困难。

健康和社会护理的提供侧重于具有特定健康和社会问题的个人、家庭和社区的需要。这可以包括整体护理方法，如这些群体的心理、情感、生物和社会需求。在西方社会，资本主义政治意识形态是一个关键特征，其人群受到生命周期活动的支配，其中包括儿童法定入学年龄，成年人在私营或公共部门工作的就业年龄，以及期望在公认的社会经济年龄范围内退休。从健康和政治的角度来看，孤独和孤立的主题正日益成为一个重要的问题，特别是在富裕的西方国家。

2018年，恺撒家庭基金会（Kaiser Family Foundation）[17]在美国、英国和日本开展了孤独和社会孤立方面的国际调查。调查发现，1/10的日本成年人和超过1/5的美国和英国成年人经常或总是感到孤独。调查中记录了孤独与身体、精神和经济困难之间的关系。通常，那些被调查者会报告过去2年中导致他们处境的负面事件或变化，关于科技对孤独和孤立的影响也有争论。丧亲之痛是最重要的因素，其次是生活变化，如经济状况、生活状况和健康状况（严重和长期的慢性疾病）。

在英国，政治家们越来越关注孤独对健康的影响。曾开展了一项全国性的运动来提高人们对孤独的认识，如"结束孤独运动"（Campaign to End Loneliness）[18]，政府任命了一位负责孤独问题的部长来监督这个问题。在两个具体领域进行了投资，即健康老龄化方案和支持致力于缓解孤独的组织[19]。

（二）孤独的影响

根据Cacioppo和Patrick[20]的说法，孤独会对健康产生严重影响，包括压力对免疫系统和心血管系统的慢性削弱作用，以及焦虑和抑郁等心理健康问题。最终会有自杀的风险。痴呆患者可能会发现孤独是他们患病的一个因素，这可能是双重的，随着疾病的进展，社交能力的下降，以及其他人由于耻辱或恐惧而回避社交。

我们意识到那些感到孤独和孤立的人所面临的挑战，以及影响他们的多方面原因和促成因素，那么我们如何识别那些可能遇到这些问题的服务对象或患者呢？

> **反思性问题**
>
> 花几分钟思考您接触过的人，他们是否看起来孤独，他们是否有本章强调的一些迹象。什么是值得注意的，它提示了什么？

很难通过外表识别孤独的人，通常是通过自我报告、服务对象的评论或行为来判断。识别孤独的人是关键，这可能会遇到障碍，尤其是对老年人来说，他们可能来自一种不抱怨、坚忍且不愿意披露个人问题的文化。社会是建立在围绕关系、合作、社区、归属感和接纳的理念和价值观之上的。因此，当一个人感到孤独时，可能很难承认，他们可能（错误地）认为这是因为他们不值得友谊或陪伴，或者害怕耻辱[21]。由于我们生活在一个崇尚自主、自我管理和独立的社会，表露孤独感可能会产生重大的自我概念问题，而未能达到自己对生活的期望可能会造成痛苦和幻灭。孤独也可能成为一个恶性循环，长期孤独的人失去了社交能力，失去了建立联系和关系的能力[22]。

（三）最佳实践

与服务对象建立治疗关系的重要性不可低估，它可以创造信任、被理解的感觉、尊重和幸福，这可以帮助您通过建立同理心的方法照护他们。这种关系可以创造讨论的气氛和表达的空间。您可以通过问一些简单的问题来温和地询问客户的生活经历。

- 您曾经感到孤独吗？
- 您什么时候有过这种感觉？
- 它持续了多长时间？
- 您有什么感觉？
- 您对此做了什么？
- 您现在还有这种感觉吗？

这可能会使服务对象敞开心扉或考虑这些问题，因为他们之前可能没有机会表达这些经验和感受。有机会探讨这些问题，并明确了解这些是如何影响个人的，重要的是建立一个整体评估体系，如考虑到他们目前的生活状况、健康、活动能力、家庭/生活环境、财务状况等。最终，在他人的指导下探索他们认为有用的东西是很重要的。使用加州大学洛杉矶分校孤独感量表[23]等工具可能会有所帮助，将基线情况作为整体评估的一部分，这可能会阐明客户的经验。因此，利用从全面评估中收集到的信息将形成针对个人的干预措施。

反思性问题

孤独

思考哪些老年人群体受到孤独的影响，以及您会如何识别他们的孤独。

接下来，想想可能阻止您识别客户/患者/服务对象孤独的障碍。

一旦确定了孤独，解决这个问题很重要。您会采取什么行动来为一个认为自己是孤独的人提供帮助？

孤独并不是一种疾病，尽管生活中缺少他人可能会导致吸烟和饮酒习惯不节制、饮食不健康等，其大部分根源在于一个人生活的社会方面[21, 24]。与人们一起克服孤独，干预措施需要以敏感和有节奏的方式加以考虑。承认孤独可能会产生悲伤和低自尊，所以解决方案可能需要考虑自尊和幸福因素。与服务对象一起寻找减少孤独感的方法可能是一种循序渐进和分阶段的干预方法，其中建立尊重和信心是重要的第一步，培养管理压力和焦虑的技能可能是一个值得探索的领域，然后再考虑更直接的社会互动。鼓励客户确定自己的目标、兴趣所在、过去的生活角色和活动可能是有益的。一些地方当局和组织开展了交友计划、志愿活动、促进生活技能以造福社区的跨代活动、数字和电信的使用，以及英国老年男性棚屋计划[13]等以专家为焦点的活动小组。

三、孤立

孤立被定义为是物理上的疏远和与他人的分离。这可以涵盖整个生命周期的所有年龄，并涵盖围绕社会不公、获得机会、贫穷和健康等广泛问题[21, 25]。

西方工业化社会似乎有越来越多的孤立现象，几代同堂的家庭数量减少，离婚率和独居比例上升，因工作而流动和迁移，技术进步减少了面对面的接触，以及长寿伴随着各种疾病[22]。老年人被孤立的风险与其他群体相似，包括遇到精神和身体健康问题、人口流动、社会经济因素和性别问题。有趣的是，根据英国公共卫生和伦敦大学学院卫生公平研究所[25]的一份报告，老年男性比女性遭遇社会孤立的概率更高。这是因为男性与家庭成员和朋友的互动较少。贫穷也对孤立产生影响，因为交通、食物、取暖和社会活动的负担能力和机会都受到影响。家庭成为老年人关注的焦点，他们不仅有经济上的投资，还有情感上的投入、记忆和人际关系。他们不愿意离开具有个人价值的家庭，害怕避免对他人依赖和造成负担可能是一个特点。身体衰弱和行动不便会增加被孤立的风险。这些问题的解决方案是复杂的，重点是社会政策的变化、社区的一致性和个性化的支持。所有这些因素都会在一定程度上影响老年人的孤立感，进而产生孤独感。

实践案例：孤独/孤立

Stanley 在痛失相伴 45 年的妻子 Sheila 后，经过了 3 个月的尝试，最近搬进了养老院。该住所是一个独立居住的公寓，位于城镇郊区一个大型综合大楼（超过 60 个公寓）的一楼，配有 24h 的辅助生活。Stanley 的 2 个孩子都认为这是对他来说最好的选择，有一个现成的社区，并将提供 24h 帮助保证他的安全。

Stanley 是一名退伍军人，当他从武装部队退役时，他依靠 Sheila 恢复他的信心，让他重新过上平民生活。他们对自己的家庭生活很满意，一起在分配的土地上种花种菜，和朋友们一起成为小社区的一部分。

74 岁的 Stanley 身体很好，除了左膝骨关节炎，他发现很难融入新的环境、找到日常生活、结交新朋友。Stanley 的女儿 Sarah 很担心他，因为他在晚上打了无数个电话寻求帮助，他似乎没有动力，对事情不感兴趣，抱怨无聊，没有人可以说话。Sarah 已经联系了医疗中心，询问她父亲行为和情绪的变化。

第 11 章 老年人自我忽视和孤独

全面的评估将从 Stanley 的身心健康开始，排除病理原因。一对一地讨论"您认为什么导致了您的痛苦"可能对 Stanley 有帮助。这将促进以人为本的护理价值观，并不带评判地听取 Stanley 的观点。Stanley 的丧亲之痛、过早离开家和对 Sheila 的记忆、他的日常生活和活动的消失、成为既定社交圈的一部分等因素可被确定为导致他孤独的因素。Nolan 等[26]以关系为中心的护理方法将有助于从业者、Stanley 和女儿讨论问题，承认他们自己的观点，并取得积极的结果，以帮助 Stanley 找到解决方案。Stanley 透露，他已经同意在公寓里居住，以减少孩子对他独自一人的担心，因为他不想成为负担，但他不快乐，因远离家和他与 Sheila 共有的回忆而加剧悲伤。他们同意让 Stanley 回家，并让一个交友机构作为纽带，在他重新适应家庭生活的第一时间支持他。

作为一名健康从业者，您觉得是什么因素导致了 Stanley 的现状？

搬到新公寓对 Stanley 的幸福有什么影响吗？

您会推荐什么策略来帮助 Stanley？

使用以关系为中心的护理（Nolan 等）是一个有用的方法吗？

结论

本章探讨了自我忽视和孤独，这是老年人与衰弱相关的两个关键挑战。自我忽视和孤独复杂多样，具有广泛的影响。最佳实践的指导方针范围广泛，需要协作工作。这种多学科的方法可确保广泛的需求得到考虑，从而将风险降至最低。很明显，在与那些自我忽视和经历孤独的人合作时，个性化和关系化的方法是必要的，在这种情况下，采取基于优势的方法将有促进积极老龄化。

推荐阅读

[1] **Age UK** works to address loneliness. Their web page on loneliness provides a range of demographics and numerous links to other relevant research and information: https://www.ageuk.org.uk/information-advice/health-wellbeing/loneliness/

[2] **Britten and Whitby (2018)** have produced a book that focuses on assessment of those who self-neglect.

They have produced an accessible account of assessment that balances the risks and strengths to create a person-centred approach to self-neglect: Britten, S and Whitby K. (2018) Self-neglect. A practical approach to risks and strengths assessment. Critical Publishing, St Albans.

[3] **Buka et al. (2016)** explores a wide range of issues relating to vulnerability in older adults: Buka P, Davis M., Pereira M (Editors) Care of the Vulnerable Older People. London, Palgrave.

[4] **Braye (2018)** has undertaken research into self-neglect alongside Michael Preston-Shoot. This link takes you to a presentation on working with people who self-neglect and includes a video that explores hoarding from the perspective of someone who hoards. http://www.hampshiresab.org.uk/wp-content/uploads/Suzy-Braye-Engaging-and-intervening-with-people-who-self-neglectand-what-works.pdf

[5] **Campaign to End Loneliness Connections in older age** is a UK-based initiative. It provides ideas of actions that can be undertaken to reduce loneliness and offers a range of information sources and tools that can be used. https://www.campaigntoendloneliness.org/. The following source provides a range of information about loneliness: Campaign to End Loneliness (2016) The Facts on Loneliness https://www.campaigntoendlonelies.org/the-facts-on-loneliness/

[6] **Jo Cox Commission, (2017)** Combatting Loneliness One Conversation at a Time: A Call to Action https://www.jocoxfoundation.org/. This explores loneliness in a UK context.

[7] Nolan, M. R., Brown, J., Davies, S., Nolan, J. and Keady, J. (2006) The Senses Framework: Improving Care for Older People Through a Relationship-Centred Approach: Getting Research into Practice (GRiP) Report No 2. (available at) http://shura.shu.ac.uk/280/1/PDF_Senses_ (accessed by 3.9.10).

[8] **Positive ageing** is a website that promotes approaches to ageing positively. They have identified a range of videos that explore different aspects of ageing: http://positiveageing.org.uk/videos/

[9] **Preston-Shoot (2018)** has also worked with Suzy Braye. This link takes you to a presentation that explores self-neglect, including the need for the integration of relational approach: file:///C:/Users/lah3/Downloads/Michael_Preston_Shoot_Self_Nelgect 20(1).pdf.

[10] **Self-neglect. org** is an American site which provides information and guidance for families and friends of people who self-neglect. It has a range of visual and interactive resources to facilitate understanding of self-neglect: https://selfneglect. org/

[11] **Skills for Care** aim to develop a well-skilled adult social care workforce in England. It provides some resources relevant to self-neglect, which includes a useful workbook; it forms part of the care certificate and focuses on safeguarding. Home page https://www.skillsforcare.org.uk/Home.aspx; Safeguarding adults workbook https://www.skillsforcare.org.uk/Documents/Learning-and-development/Care-Certificate/Standard-10.pdf.

[12] **Social Care Institute for Excellence** (www.scie.org.uk). There are many useful social care related resources on this site. Social Care Institute for Excellence (SCIE 2018) consolidates much of the current thinking relating to self-neglect and provides person-focused guidance around this. The site includes guidance around self-neglect and safeguarding. https://www.scie.org.uk/safeguarding/adults/practice/questions. Publications include the comprehensive document 'Self-neglect at a glance' (SCIE 2018) which includes an outline of best practice. SCIE also provide a range of related free online courses including: An introduction to the mental health of older people https://www.scie.org.uk/e-learning/mental-health-older-people;Challenges, dilemmas and positive approaches for working with older people in care homes https://www.scie.org.uk/e-learning/managing-risk-minimising-restraint;Interprofessional and inter-agency collaboration (IPIAC) e-learning course https://www.scie.org.uk/e--learning/ipiac.

[13] **Pioneer Network** aims to foster positive ageing and to challenge outdated attitudes.https://www.pioneernetwork.net/old-age-appreciated- positive-aging-movement/. Their resources explore aspects such as ageism and culture: https://www.pioneernetwork.net/resource-library/

[14] **Washington State Department of Social and Health Services** provides a brief overview of self-neglect and actions individuals can take to avoid it: https://www. dshs.wa.gov/altsa/home- and-community-services/self-neglect.

参考文献

[1] Dong X (2017) Elder self-neglect: research and practice. Clin Interv Aging 12:949–954.
[2] Clark AN, Mankikar GD, Gray I (1975) Diogenes syndrome. A clinical study of gross neglect in old age. Lancet 305(7903):366–368.
[3] Burnett J, Achenbaum WA, Hayes L, Flores DV, Hochschild AE, Kao D, Halphen JM, Dyer CB (2012) Increasing surveillance and prevention efforts for self-neglect in clinical setting. Aging Health 8(6):647–655.
[4] Preston-Shoot, M (2019) Self-neglect and safeguarding adult reviews: towards a model of understanding facilitators and barriers to best practice. The Journal of Adult Protection 21(4):219–234. https://doi.org/10.1108/JAP-02-2019-0008.
[5] Braye S, Orr D, Preston-Shoot M (2013) A scoping study of workforce development for self-neglect work. Skills for Care, Leeds. Skillsforcare.org.uk.
[6] Touza C, Prado C (2019) Detecting self-neglect: a comparative study of indicators and risk factors in a Spanish population. Gerontol Geriatr Med. https://doi.org/10.1177/ 2333721418823605. Accessed 30 July 2019.
[7] Social Care Institute for Excellence (SCIE) (2018) Safeguarding adults in practice. Adult safeguarding practice questions. Published March 2015, Updated July 2018. https://www.scie.org. uk/safeguarding/adults/practice/questions. Accessed 30 July 2019.
[8] Social Care Institute for Excellence (SCIE) (2018) At a glance 71: self-neglect. https://www. scie.org.uk/self-neglect/at-a-glance. Accessed 24 July 2019.
[9] Britten S, Whitby K (2018) Self-neglect. A practical approach to risks and strengths assessment. Critical Publishing, St Albans.
[10] Pereira M (2016) Elder abuse and safeguarding vulnerable people. In: Buka P, Davis M, Pereira M (eds) Care of the vulnerable older people. Palgrave, London, pp 127–144.
[11] Davis M (2016) Theories of ageing and vulnerable older people. In: Buka P, Davis M, Pereira M (eds) Care of the vulnerable older people. Palgrave, London, pp 9–37.
[12] Pikhartova J, Bowling A, Victor C (2016) Is loneliness in later life a self-fulfilling prophecy? Aging Mental Health 20(5):543–549. https://doi.org/10.1080/13607863.2015.1023767. Accessed 14 Oct 2019.
[13] Age UK (2015) Evidence review: loneliness in later life. https://www.ageuk.org.uk/globalassets/age-uk/documents/reports-and- publications/reports-and-briefings/health% 2D%2Dwellbeing/rb_june15_loneliness_in_later_life_evidence_review.pdf. Accessed 3 Nov 2019.
[14] Peplau LA, Perlman D (1982) Loneliness: a sourcebook of current theory, research and therapy. Wiley, New York. cited in Hughes ME, Waie LJ, Hawkley LC, Cacioppo JT (2004) A short scale for measuring loneliness in large surveys. Res Aging 26(6):655–672.
[15] Schirmer W, Michailakis D (2015) Loneliness among older people as a social problem: the perspectives of medicine, religion and economy, ageing and society. https://www.researchgate. net/publication/281675132_Loneliness_among_older_people_as_a_social_problem_the_perspectives_of_medicine_religion_and_economy. Accessed 14 Oct 2019.

[16] World Health Organisation (2017) Mental health of older adults. https://www.who.int/news-room/fact-sheets/detail/mental-health-of-older-adults. Accessed 13 Oct 2019.

[17] DiJulio B, Hamel L, Munana C, Brodie M (2018) Loneliness and social isolation in he United States, the United Kingdom, and Japan: an international survey. The Kaiser Family Foundation. http://files.kff.org/attachment/Report-Loneliness-and-Social-Isolation-in- the-United-States-the-United-Kingdom-and-Japan-An-International-Survey. Accessed 14 Oct 2019.

[18] Campaign to End Loneliness (2016) The facts on loneliness. https://www.campaigntoendloneliess. org/the-facts-on-loneliness/. Accessed 3 Nov 2019.

[19] Bellis A (2019) Tackling loneliness. Great Britain, House of Commons Library. https://researchbriefings.parliament.uk/ResearchBriefing/Summary/CBP-8514# fullreport. Accessed 3 Nov 2019.

[20] Cacioppo JT, Patrick W (2008) Loneliness: Human nature and the need for social connection. W. W. Norton, New York. cited in Griffin J (2010) The Lonely Society Mental Health Foundation, 2010. https://www.mentalhealth.org.uk/publications/the-lonely-society. Accessed 15 Oct 2019.

[21] Griffin J (2010) The lonely society. Mental Health Foundation. https://www.mentalhealth.org. uk/publications/the-lonely-society. Accessed 15 Oct 19.

[22] Holt-Lunstad J, Smith TB, Bradley Layton J (2010) Social relationships and mortality risk: a meta-analytic review. PLoS Med 7(7):2–19.

[23] Hughes ME, Waite LJ, Hawkley LC, Cacioppo JT (2004) A short scale for measuring loneliness in large surveys: results from two population-based studies. Res Ageing 26(6):655–672.

[24] Victor C (2019) What works well for loneliness? British Society for Gerontology: ageing matters. https://ageingissues.wordpress.com/2019/09/10/what-works-well-for-loneliness/. Accessed 3 Nov 2019.

[25] Public Health England and UCL Institute of Health Equity (2015) Local action on health inequalities: reducing social isolation across the lifecourse. https://assets.publishing.service. gov.uk/government/uploads/system/uploads/attachment_data/file/461120/3a_Social_isolation-Full-revised. pdf. Accessed 10 Nov 2019.

[26] Nolan MR, Brown J, Davies S, Nolan J, Keady J. (2006) The Senses Framework: Improving Care for Older People Through a Relationship-Centred Approach: Getting Research into Practice (GRiP) Report No 2. http://shura.shu.ac.uk/280/1/PDF_Senses_. (Accessed by 3 Sep 2010).

第12章
法律和道德方面：虐待和保护老年人
Legal and Ethical Aspects: Elder Abuse and Safeguarding

Paul Buka　David Atkinson　**著**
彭伶丽　许来雨　刘庆庆　**译**　　王　薇　赵　晶　**校**　　李高洋　刘俊杰　**审**

> **学习目标**
>
> 本章将使您能够：
> - 思考医护人员及其他人的职责与义务，以及适用的法律和伦理含义。
> - 定义有潜在风险的弱势老年人的虐待行为。
> - 思考支持卫生保健和社会环境的伦理含义和法律框架，并将其应用于缺乏保障的当代实例中。

本章讨论虐待的定义，以及如何赋权和对"面临虐待风险"的老年人提供帮助，并通过对潜在和实际受害者的保护来发现及识别预防虐待老年人的现行干预措施，建立关键道德原则和法律框架的联系。这个问题复杂而广泛。本章主要介绍英国的框架，以此为具有可类比系统的国家实施相关政策提供依据。

欢迎读者进行反思活动，并将其应用于实践。值得注意的是，一些关于保健法与伦理、医学伦理学或类似标题的出版物对"保护"的提及有限。

根据Maslow的观点[1]，安全位于其层次结构的第二层，表明在食物、住所等基本需求之后，如果人们要进一步发挥其潜能，安全需求必须得到满足。在照护衰弱的老年人时，需求层次可能会被忽视或不被注意，直到为时已晚。长期以来，安全对于不同的文明都是最重要的。从历史上看，很明显，社会为了保护而联合起来，同时通过建造城墙和防御工事来加强这一点。然而，在当代社会，人们尽一切努力确保自己的人身安全保障，配备锁、螺栓、闭路电视和其他个人安全措施来保护我们自身及财产。老年人容易受到家庭或机构的虐待,体现为心理和情感等非身体的形式。

一、伦理问题

一些出版物规定了我们的行为方式,其中包括个人和专业两方面。本章将应用四项生物伦理学原则,即自主性、有利性、无害性和公正性[2],它们是医疗健康专业行为的基石。自主性是指选择行动方案的自由,当对一个人的照护做出决定时,必须对其做出的选择进行合理化,如他们是否同意某种形式的治疗。有利性是指对患者有利,即在护理和保健的所有方面,以照护对象的最佳利益为出发点,包括遵循国家和地方的保护政策。无害性是指避免或不造成伤害,这在某些情况下可能很难实现,因为许多治疗都涉及一定程度的疼痛,如注射,但是伤害不应该"与治疗的好处不相称"(Buka in[3], p.97)。公正性是指公平,在护理工作中意味着避免对某些人的优惠待遇,以及公平分配有限的资源。这也意味着在伦理和专业上"做正确的事"。例如,"如实告知"的道德和职业义务,这就是"正确的事情",如果一以贯之地运用,将可能等同于"公平"[4]。

二、虐老问题及保护高风险人群

2014年《护理法》将有潜在风险的成年人定义为,"任何年满18岁或以上,因需要护理和(或)支持而面临虐待或缺乏照护风险的人[5]"。

这一领域的保护工作是对有潜在风险的老年人进行护理的核心。其背景可能是在护理院、医院及服务对象自己的家中。衰弱有多种形式,可归类为身体或心理上的衰弱。随着人们寿命的延长,大量的老年人可能会因为老龄化过程而面临更多风险,因此可能需要保护。"虐待老年人的行为"在弱势群体中很常见,其被定义为:

"在存在信任期望的任何关系中发生的、对老年人造成伤害或困扰的单一或重复行为或缺乏适当行动的行为。"

Action on Elder Abuse Bulletin (May-June1995, issue no.11), London,https：//

www.Elderabuse.org.uk/aea-ni-what-is-elder-abuse.

一些强调与易危老年人的安全和福祉有关的个人和机构虐待的案件已经被曝光。例如，斯塔福德郡中部惨剧，形成了 Francis 报告[6]，后文将对此进行简要探讨。

虐待老年人行为存在多种形式，机构背景可能在组织文化中根深蒂固，需要以保护政策的形式进行有效干预。这对工作人员来说是个挑战，但法律保护举报人。发现虐待迹象可能很困难，以下数据表明这是一个国际问题（表 12-1）。世界卫生组织基于 28 个国家的 52 项研究的最佳证据显示了虐待老年人问题的程度[7]。

表 12-1 系统回顾和 Meta 分析

虐待类型	社区环境中的虐待老年人问题（1）由老年人报告（%）	机构环境中的虐待老年人问题（2）由老年人及其亲属报告（%）	机构环境中的虐待老年人问题（2）由工作人员报告
整体发生率	15.7	缺乏足够数据	64.2% 或 2/3 的工作人员
心理虐待	11.6	33.4	32.5%
躯体虐待	2.6	14.1	9.3%
财务虐待	6.8	13.8	缺乏足够数据
忽视	4.2	11.6	12.0%
性虐待	0.9	1.9	0.7%

经 WHO September 2019 许可转载
世界卫生组织[7] https://www.who.int/news-room/fact-sheets/detail/elder-abuse

为满足当代需求及虐待的定义，有几个版本的分类法已经进行了修订。世界卫生组织也概述了以下分类。

虐待分类

- 财务虐待，其中包括金钱或财产被盗，被欺诈或"诈骗"，被迫承受金钱或其他财产方面的压力，以及金钱或其他财产被滥用。
- 躯体虐待，其中包括攻击、殴打、掌掴、推搡、滥用药物、限制或使用体罚。
- 心理虐待，其中包括情感虐待、威胁伤害或抛弃、剥夺接触、羞辱、指责、控制、恐吓、胁迫和骚扰，也可以包括言语辱骂、网络欺凌、孤立、不合理和不公正地撤销服务或支持性网络。
- 性虐待，其中包括强奸、不适当的触摸、猥亵性暴露，以及成年人没有同意或在压力下同意的性行为。
- 歧视性虐待，其中包括因种族、性别和性别认同、年龄、残疾、性取向、宗教而受到的骚扰、污蔑或类似待遇。以上均是 2010 年《平等法》(Equality Act)规定的"受保护特征"。
- AGE UK,(2017) Factsheet 78 Safeguarding older people from abuse and neglect September 2017 https://www.ageuk.org.uk/globalassets/age-ni/documents/fact-sheets/fs78_safeguarding_older_people_from-abuse_fcs.pdf. 此外，更广泛地虐待包括以下方面。
- 机构水平的虐待，其中包括机构或特定护理场所内的忽视和不良护理做法，或者与某人自己家中提供的护理有关的情况，可能包括从一次性事件到持续性虐待。可能是由于组织内的结构、政策、程序和做法所造成的忽视或不专业的做法。
- 忽视和不作为，其中包括无视医疗、情感或身体护理需求；未能提供适当的保健和支持服务；不给提供生活必需品，如药物、充足的营养及保暖。
- 家庭虐待，其中包括在亲密伴侣、仍然生活在一起的前伴侣或家庭成员中的暴力、心理、性、财务、情感虐待，胁迫和控制行为，以及基于名誉的暴力。
- 自我忽视，其中大多数形式的忽视或虐待是由另一个人造成的，法律通常假定有一个犯罪者和一个受害者。
- AGE UK,(2017) Factsheet 78 Safeguarding older people from abuse and neglect September 2017 https://www.ageuk.org.uk/globalassets/age-ni/documents/fact-sheets/fs78_safeguarding_older_people_from-abuse_fcs.pdf.

虐待老年人的行为可能发生在机构或家庭中。Burstow[8]发现，在伦敦的 22 家养老院中，24.5% 的老年人被开具了抗精神病药物，其中 82% 是不适当的。

三、保护高风险人群

保护一词包含了在照护他人（这里指老年人）时，可以采取的一系列考虑和措施。在英国，63% 的成人保护问题是针对 65 岁以上的人，但是只有 3% 的家庭虐待幸存者获得了独立家庭暴力顾问服务（Age UK 2020）。

1945 年《世界人权宣言》（*Universal Declaration of Human Rights*）是在第二次世界大战后出现的，目的是为了保护弱势人群。这些条款被现在的欧盟采纳形成 1950 年《欧洲人权公约》（*European Convention on Human Rights*），其中包括以下主要条款：第 2、3、5、8、14 条。因此，虐待老年人问题及保护的需要已被国际公认为是一个问题：

对老年人的虐待（被称为"虐待老年人问题"）于 1975 年在英国科学杂志上以"granny battering"这一术语被首次描述。

UN, World Report on Violence and Health p135, 2002 https://www.who.int/violence_injury_prevention/violence/global_campaign/en/chap5.pdf.

根据 2014 年《卫生和医疗健康法》，地方政府有保护面临虐待风险的易危成年人的一般义务。当有遗漏或缺乏护理服务时，就会产生忽视（疏于照护）。为什么与其他弱势群体如儿童（或一般的家庭暴力受害者）相比，需要保护弱势老年人是一个优先事项？因为不幸的是，一些机构对老年人的虐待已被证实，在医疗健康专业人员或他们信任的家庭成员手中造成了严重伤害或死亡，而这些人本应保护他们。这可能是由组织文化上的失败和（或）不适当的安全措施造成的。例如，斯塔福德郡中部医院[6]护理不当和忽视的案例被大家关注，而最近在戈斯波特纪念医院，据报道超过 450 人因不必要的阿片类药物使用而死亡[9]。也有这样的例子，一个值得信赖的全科医生虐待易危老年人、实施安乐死 {R v Shipman-[1999] All ER（D）105}。

Francis报告的一个关键建议包括：将同情心作为打击虐待行为的一种方式，以及"……共同的积极的安全文化需要：共同的价值观，其中患者是一切工作的重点；对低标准护理的零容忍；赋予一线工作人员提供安全护理的责任和自由；承认他们的贡献；接受和追求专业责任"[6]。

此外，2014年《护理法》第81条规定了法定的坦诚义务。虽然没有老年人相关犯罪的法定定义，也没有允许加重刑罚的立法（如仇恨犯罪），但2015年《刑事司法和法院法》（Criminal Justice and Courts Act）第20～25条，皇家检察署（Crown Prosecution Service）明确表示，他们致力于起诉针对老年人的犯罪[10]。被虐待的受害者可以就这种虐待造成的人身伤害提起诉讼，要求赔偿。此外，根据1974年《工作场所健康与安全法》（Health and Safety at Work Act），卫生安全局（Health and Safety Executive）也可以根据第2条进行起诉，该条涉及雇主"确保其场所内受影响者的安全"的照护义务，以及第7条"……雇员的责任，如果一名工作人员在受雇时知道自己受到饮酒的影响，并作出影响老年人护理的严重判断错误，导致他们被忽视了"。这使雇主和雇员分别负有照护责任，以确保没有人因不安全的环境或做法而受到伤害。这适用于所有人的护理，包括虐待易受伤害的老年人的风险。

在一些国家，通过对残疾人的风险评估和风险管理，有法定的照护义务来保护那些处于危险中的人。保障那些缺乏心智能力的人并赋予他们权力更为重要［2005年《心智能力法》（Mental Capacity Act），澳大利亚法律改革委员会（Australian Law Reform Commission），2014年《联邦法律中的平等、能力和残疾》（Equality, Capacity and Disability in Commonwealth Laws）第124号报告］。

"保护"一词包括在怀疑或发现虐待老年人问题的情况下，在护理环境中应采取的一系列措施。由此产生的问题是谁对保护易受伤害老年人负有最终责任。"处于危险之中"一词是合适的，它适用于需求/风险评估及风险管理，并将在当前背景下更多地被使用。保护易受伤害老年人是每个人的责任，这种责任包括家庭和朋友、公众成员及法律规定的保健专业人员。

雇佣机构有法律义务确保弱势人群不受风险影响，并且法律要求其对风险进行评估。自从披露和担保服务（Disclosure and Barring Service，DBS）根据2012年《自由保护法》（Protection of Freedoms Act）确立以来，雇主必须确保其雇员在受雇前通过审查。

目前需要的检查包括以下一系列的分级标准。

- 基本检查，显示未执行的判决和有条件告诫的情况。
- 标准检查，显示已执行和未执行的判决、警告、惩戒和最后警告。
- 强化检查，显示与标准检查相同的内容，加上当地警方持有的被认为与角色相关的任何信息。
- 加强对禁忌名单的检查（这显示了不得与弱势儿童和成人一起工作的个人，并防止其就业，以确保处于风险人群的安全）。
- GOV.UK https://www.gov.uk/government/collections/dbs-checking-service-guidance%2D%2D2.

在有类似制度的国家，有犯罪记录（如性犯罪）的人被列入罪犯登记册。在英国，那些被列入禁止名单的人不允许与弱势群体（如老年人或儿童）一起工作。精神能力和虐待之间存在着联系，这是一个关键的组成部分，涉及决策的核心[11]。对于有能力的弱势群体，需要不同程度的决策便利化。然而，如果一个人缺乏决策能力，为该服务使用者的最大利益行事是最合适的选择。如果有通过法律文书（如授权书）进行决策的现有证据，表明一个人在有决策能力时的意愿，则情况并非如此。

2005年《心智能力法》规定了对心智能力的评估，并赋予患者决策权（原则1~3），对于缺乏能力的患者，要以患者的最大利益为出发点（原则4和原则5）。2005年《心智能力法》于2007年10月1日全面生效，为那些被认为决策能力受损的人提供了评估、治疗和护理的框架。辅助决策的5个关键原则见文中其他部分。

根据1945年《世界人权宣言》，基本人权可能受到侵犯。其中一个关键领域是1998年《人权法》（*Human Rights Act*）第5条。当服务使用者缺乏能力时，会发生什么？根据2005年《心智能力法》，可以任命一名独立精神能力倡导者。他们有责任支持和代表缺乏能力的人做出某些决定。也有独立精神健康倡导者的规定，他们在支持受1983年《精神健康法》（*Mental Health Act*）管辖的人方面具有类似的作用。

虐待或故意忽视任何需要护理和支持的人，可能导致刑事犯罪。故意忽视和虐待的罪行受 2015 年《刑事司法和法院法》的约束（本次更新插入了新的法律，如第 44 条，2005 年《心智能力法》）。

涉及身体、财务或性方面的虐待老年人问题可能会产生刑事影响，例如攻击、性犯罪或盗窃是犯罪行为，应向警方报告。对受害者来说，识别或证明心理虐待可能更加困难。

> **思考练习**
>
> A 夫人是一位体弱的 80 岁老年人，患有痴呆，住在您工作的养老院。您注意到，当一名护士值班时，A 夫人更加烦躁和痛苦。这可能是一个巧合，但当这名护士每次当班时都发生这种情况时，您怀疑 A 夫人受到了某种虐待。有一次，当这名护士在 A 女士的房间里时，您听到她在房间里尖叫，您看到这名护士在摇晃 A 女士，叫她安静。考虑到您所看到的，以及 A 夫人无法保护她自己的事实，您会怎么做？
>
> A 女士有任何身体上的伤害迹象（无论是这一事件造成的还是任何其他瘀伤或痕迹）吗？不报告这一事件的风险是什么？这种情况已经持续了多久？
>
> A 女士缺乏行为能力，有间歇性的记忆。
>
> 1. 您如何管理，她的人权是什么？
> 2. 您作为一名医疗健康专业人员的职责是什么？
> 3. 您将如何确保她参与有关她的护理的任何决定？
> 4. 其他老年人是否处于危险之中？
> 5. 疗养院的保护措施是否有效，如果没有，您应该怎么做？
> 6. 识别虐待的类型。
>
> 这可能构成护理人员或照护者的仇恨犯罪、虐待或故意忽视（2015 年《刑事司法和法院法》第 20~25 条）。
>
> - 对缺乏精神能力的人进行虐待或忽视。
> - 非法监禁。
> - 盗窃。

- 诈骗。
- 家庭暴力。

改编自 Age UK 2020 p.16

思考练习技巧

还有什么需要额外考虑的吗？

如果您是这种情况下的专业人士，建议您在决定做什么之前与您的领导讨论情况，以便尽快解决这个问题。法定指南指出：

任何专业人员都不应假定其他人会传递他们认为可能对该成年人的安全和福祉至关重要的信息。如果专业人员对成年人的福利感到担忧，并认为他们正在遭受或可能遭受虐待或忽视，那么他们应该与地方政府分享这些信息，如果他们认为或怀疑发生了犯罪行为，则应与警方分享。

您应该接受以商定的保护程序为基础的适当培训，以便您知道在这些类型的情况下如何行事。这是服务提供者在护理质量委员会注册的一项要求。

改编自 Age UK 2020 p.16

虐待老年人问题也可能意味着违反人权。保护老年人的法律框架是以第二次世界大战后的 1945 年《世界人权宣言》为基础的。这是一项针对第二次世界大战期间侵犯人权行为的国际条约，导致了纽伦堡审判，而 1947 年《纽伦堡法典》（*Nuremberg Trials and the Nuremberg Code*）就是对此的回应。1950 年《欧洲人权公约》成为欧盟内部人权的关键。英国作为签署国，通过 1998 年《人权法》实施了这一公约。人权是每个公民福祉的基础，要求每个国家和公共组织承担一般义务，确保对个体的保护。

1998年《人权法》(1950年《欧洲人权公约》)的关键条款

- 1998年《人权法》第3条。
- 禁止酷刑。
- 任何人都不得遭受酷刑或不人道或有辱人格的待遇或处罚。

这意味着虐待老年人问题的受害者可以在法庭上行使他们的人权来起诉医疗机构。这并不排除他们在人身伤害案件中要求赔偿的诉讼权利。这一原则在 Sevtap Veznedarodlu v Turkey(App.32357/97), Judgement of 11April 2000; (2001) 33EHRR 1412 中得到了应用，法院裁定，国家有责任保障所有人的人权（包括酷刑的受害者）。

在医疗环境中，这意味着临床医生不得使服务使用者遭受不人道或有辱人格的待遇。在正常情况下，不顾患者的选择是对这项人权的侵犯。然而，也有一些例外情况，其中包括紧急情况，根据1983年《精神健康法》、1950年《欧洲人权公约》第5条、2010年《平等法》、剥夺自由保障（新的自由保护保障）（Deprivation of Liberties Safeguarding, DoLS; the new Liberty Protection Safeguards, LPS）[12]（从2018/2019年起）而受到制约的人。

- 第8条，尊重隐私和家庭生活，这与患者或服务使用者有能力时的选择有关。临床医生必须为患者的自主决策提供便利，并赋予其权力。这也适用于残疾人士。
- 第14条，非歧视性待遇。2010年《平等法》适用。这适用于稀缺资源的公平分配。该法规定，因某一特征而给予服务对象较差的待遇是非法的，包括年龄、性别和歧视。

在不成文法中，"邻居原则"或测试来自Atkin勋爵的判决，"您必须采取合理的谨慎措施，避免您可以合理预见的可能伤害您邻居的行为或不作为。那么，在法律上，谁是我的邻居？答案似乎是那些受到我的行为密切和直接影响的人，以至于我在（考虑这些）行为或不作为时，应该考虑到他们"（Donoghue v Stevenson 1932, AC 562）。在应用中，这意味着医疗健康专业人员或护理人员有责任确保易受伤害老年人不会因为疏忽的行为或不作为而受到伤害。在侵权法中，他们有权提起诉讼要求赔偿。在造成身体伤害的情况下，犯罪行为发生后，也可进行刑事诉讼。

有心智能力需求的老年人可能有遭受虐待或忽视的风险，并且无法保护自己免受虐待或忽视的风险或经历，自 2015 年 4 月起 2014 年《护理法》适用。该法第 1 条要求地方政府在其所有工作中促进个人福祉，其中包括"防止虐待和忽视"。地方政府有责任建立并领导成人保护机构。这些机构应该是那些希望提出问题的人的第一联络点。专业行为准则、道德规范和法律为决策提供了框架基础。

案例分析 [DL v A Local Authority（2012）EWCA Civ 253,（2012）MHLO 32, at p101]

年老体弱的父母住在自己家里，受到儿子的所谓威胁和欺凌。根据 2005 年《心智能力法》，父母一方缺乏能力，上诉法院，McFarlane 勋爵说："……高等法院可以根据《心智能力法》发布命令，保护有能力的弱势成年人，如果他们的决策能力因受到限制、受到胁迫或不当影响而被削弱，或者以其他方式被阻止做出自由选择，以及给予真正或真实的同意。"

四、进一步落实保护性、以患者为中心的护理

生物伦理原则[2]得到了所有医疗健康专业人员行为守则的认可，规定了医疗健康专业人员有义务保护处于危险中的患者或服务使用者，重点是"不伤害"原则。这应该是为了促进他们所照护的弱势老年人的安全。照护的义务不仅体现在道德上，也体现在过失侵权法上，要求专业人员确保他们所照护的易危老年人不会因为他们的疏忽行为或不作为而受到伤害 [Donoghue v Stevenson（1932）AC 562 House of Lords]。

仇恨犯罪和骚扰或公共滋扰是针对衰弱老年人的一种虐待老年人的形式，警察和公共政府可能并不总是了解对受害者的影响。因此，受害者有可能由于其感知到的不作为而不愿意进行投诉。所以问题的真实程度可能永远不会被了解。人们必须问一个问题：如果目前的干预措施被认为是有效的，为什么

我们继续有虐待老年人问题的案例？特别是机构的案例，而医疗健康人员被期望遵守政策。《残疾人权利公约》（*Convention on the Rights of Persons with Disabilities*）（A/RES/61/106）于 2006 年 12 月 13 日在纽约联合国总部通过，"旨在使所有类别的权利适用于残疾人，并确定必须进行调整以使残疾人有效行使其权利的领域及其权利受到侵犯的领域，以及必须加强对权利保护的领域"。

在英国，2015 年 NHS 宪法（NHS Constitution）适用于以患者为中心的护理，工作人员通过这种方式赋予易受伤害老年人权力和保护。这将包括授权他们报告任何虐待行为。不幸的是，在少数情况下，易受伤害老年人被他们信任的医疗健康人员虐待。

实践案例

　　A 先生是一位 90 岁的老人，因尿路感染被送入急诊病房。他神志不清，大喊大叫，思维混乱，具有攻击性，要求自己出院。由于他有"逃跑"和伤害自己的风险，因此分配给他一名护理人员。他拒绝接受治疗，并经常试图离开病房。

关键问题

　　1. 如何管理他正在进行的和日常的治疗决定？
　　2. A 先生有做决定的心智能力吗？
　　3. 评估心智能力的程序是什么？

思考

- 能力、自主和对治疗的知情同意，Re C 的判决（见下文）是愚蠢的决定。
- 1998 年《人权法》第 5 条剥夺自由的保障措施（改为自由保护保障）。
- 独立精神能力倡导者和独立精神健康法倡导者的作用是什么？
- 如何利用预先医疗指示来保护易危老年人？

易受伤害老年人可能不仅有身体状况，而且缺乏行为能力，他们应该得到更多的干预和保障，通过其他人为他们辩护，因为他们也可能受到诈骗或财务或财产利益的侵占。

公共监护人办公室的职责包括通过调查以下方面的虐待行为来保护处于危险中的弱势人群。

> ### 案例分析 [Re C（Adult,refusal of treatment）（1994）1 All ER 819]
>
> 精神疾病和患者的能力
>
> C 被诊断出患有偏执型精神分裂症，并被拘留在 Broadmoor 安全医院。他的腿部出现坏疽，但不听医嘱，拒绝同意截肢。
>
> 法院维持了 C 的决定。
>
> 法律原则：一个人有精神疾病的事实并不自动意味着他们缺乏对医疗做出知情选择的能力。
>
> 有能力的患者可以自己做出拒绝治疗的决定，即使这些决定在医生看来是不合理的，或者可能使患者的健康或生命受到威胁。
>
> http://www.gmc-uk.org/guidance/ethical_guidance/consent_guidance_common_law.asp.

- 由保护法院指定的副手。
- 根据注册持久授权书 (lasting power of attorney, LPA) 指定的代理人 (https://www.gov.uk/government/publications/safeguarding-policy-protecting-vulnerable-adults)。

地方政府可为没有家庭成员、近亲或法院指定代表的人指定独立精神能力倡导者（Independent Mental Capacity Advocate，IMCA）。独立健康倡导者（Independent Health Advocate，IMHA）是为 1983 年《精神健康法》框架下的服务使用者提供支持的倡导者。

其他"尊重患者意愿"的方式是通过使用"预嘱"。如果起草得当，它们将具备法律效力。关于预先声明，它们只能告知和表达患者的偏好，如他们希望在哪里度过最后的日子。然而，第二类预嘱在法律上更有效力，因为它们在类别上说明了他们的愿望，如"不要尝试心肺复苏"。然而，他们没有法律权力指示或强迫医护人员提供具体的治疗方案。

> **反思性练习**
>
> J 先生是一位 82 岁的老人，他最近丧偶，是一位患有骨关节炎的退休工程师。他的经济状况相对较好，在失去妻子后，他的身体一直比较健康，也能自我照顾。他非常清楚，自从最近一次入院后，他变得衰弱和更加健忘。他住在一个有三间卧室的平房里。
>
> 他过去曾有过照护者，但他后来拒绝了，因为他们只是进来聊聊天、喝喝茶，并没有很好地对他进行照护。他似乎被忽视了。最近，他 50 岁的酗酒儿子搬了进来（他的妻子 3 年前去世）。这个儿子是个离婚者，现在是单身，有酗酒的历史。邻居 Jill 和 John 听到了争吵的迹象和深夜"求助"喊声。当他们问 J 先生是否还好，他说他不想讨论任何事情，并说这是一个家庭问题。
>
> 邻居们注意到他脸上有大面积瘀伤，J 先生告诉邻居们他摔倒了。然而，他承认他曾与儿子发生过争执。以前发生这种情况时，J 先生曾把儿子赶出去，但儿子在道歉后总是被允许回来。
>
> 您会给邻居 Jill 和 John 什么建议？
>
> 如果 J 先生拒绝合作，那么邻居在法律和道德方面的照护责任是什么？
>
> 邻居们可以向警察报告吗？
>
> 所有身为医护人员的人都有责任将此作为保障问题进行报告。
>
> 邻居们负有普通法上的照护责任，如果他们怀疑发生了犯罪行为，就要向安全保护机构或警察报告。

> 反思性练习技巧
>
> 思考您在 1932 年 Donoghue 和 Stevenson 案中定义的照护责任。如果 J 先生拒绝合作，邻居们仍有责任提出对弱势人群的关注。
> 1. 如果他们怀疑有人犯罪，2005 年《心智能力法》第 44 条（对缺乏能力者的虐待或忽视）。
> 2. 2015 年《刑事司法和法院法》第 20 条和第 21 条（护理人员或护理提供者的虐待或故意忽视）适用。

虐待老年人问题似乎正在明显恶化，"英国 65 岁以上的人口中约有 10% 经历过某种形式的虐待。约有一百万人"〔HMICFRS[13]（www.justiceinspectorates.gov.uk/hmicfrs）〕。

结论

本章为读者提供了一个机会，以加强其对虐待老年人问题和保护老年人的法律和道德方面的工作了解。它包含了一些示例及案例，以便提供一个框架，让医护人员在处理或照护老年客户或患者时可以用来支持其责任和义务。本章包括从英国和国际角度进行的伦理和法律讨论，以说明这些问题的复杂和困难。我们发现，大多数问题都可以转移到具有类似法律和社会挑战的其他西方国家。本章可以为面临实际或疑似虐待老年人案件或安全保护问题时的决策和报告过程提供一些指导。

不幸的是，即使在 21 世纪，信息和指导仍然是必要的，正如本章中的统计数字、案例和法律所清楚表明的那样。虽然我们可能认为我们的社会是"文明"的，我们已经远离了过去的严酷和残暴，但非常清楚的是，只要有人的地方，总会有一些人利用弱势人群，有时还会虐待处于危险中的老年人。正是由于这一事实，本章的必要性显而易见，撰写本章的目的是希望它所包含的信息和指导至少能够减轻虐待老年人问题的风险或后果，使医疗卫生专业人员能够识别那些有可能或已经被虐待的人并采取适当的行动。

推荐阅读

[1] Mandelstom M (2019) Safeguarding adults and the law. In: An A-Z of law and practice, 3rd edn. Jessica Kingston Publishers, London.
[2] Barnett D (2019) The straightforward guide to safeguarding adults: from getting the basics right to applying the care act and criminal investigations. Jessica Kingston Publishers, London.
[3] MK Shankardass (2019) International handbook of elder abuse and mistreatment hardcover, Delhi. Springer, Jessica Kingston Publishers, London.

案 例

[1] DL v A Local Authority (2012) EWCA Civ 253, [2012] MHLO 32, at p101.
[2] Donoghue v Stevenson (1932) AC 562 House of Lords.
[3] Re C (Adult, refusal of treatment) (1994) 1 All ER 819.
[4] R v Shipman (1999) All ER (D) 105.
[5] Sevtap Veznedarodlu v Turkey (App. 32357/97), Judgement of 11 April 2000; (2001)　33EHRR 1412.

法规（英国）

[1] Care Act 2014, Section 1.
[2] Criminal Justice and Courts Act 2015, Sections 20 and 21.
[3] Equality Act 2010.
[4] European Convention on Human Rights (ECHR) (1950).
[5] Health Safety at Work Act 1974, Sections 3 and 7.
[6] Human Rights Act 1998, Art 3, Art 5, Art 8, Art 14.
[7] Mental Capacity Act 2005.
[8] Mental Health Act 1983.
[9] Protection of Freedoms Act 2012.
[10] Universal Declaration of Human Rights 1945.

参考文献

[1] Maslow A (1954) Motivation and personality. Harper, New York.
[2] Beauchamp T, Childress J (2013) Principles of biomedical ethics. Oxford University Press, Oxford.
[3] Buka P, Davis M, Pereira M (2016) Care of vulnerable people. Palgrave, London.
[4] Ellis P (2017) Understanding ethics for nursing students (Transforming nursing practice series), 2nd edn. Sage, London.
[5] NHS England (2017) Safeguarding adults. https://www.england.nhs.uk/wp-content/uploads/ 2017/02/adult-pocket-guide. pdf. Accessed 1 Oct 2019.

[6] Francis Report p 1357, 2013. Report of the Mid Staffordshire NHS Foundation Trust Public Inquiry vol 3: Present and future Annexes, HC 898-III London: The Stationery Office.

[7] WHO (2017) Abuse of the elderly, Chapter 5. https://www.who.int/violence_injury_prevention/violence/global_campaign/en/chap5.pdf. Accessed 12 Aug 2019.

[8] Burstow P, Keep Taking the Medicine 2, p 4 (based on Oborne, C. Alice et al) (2002) An indicator of appropriate neuroleptic prescribing in nursing homes. Age Ageing 31:435–439; Q 12.

[9] Gosport Independent Panel (2018) https://www.gosportpanel.independent.gov.uk/media/documents/070618_CCS207_CCS03183220761_Gosport_Inquiry_Whole_Document.pdf. Accessed 22 Sept 2019.

[10] Crown Prosecution Service (2019) Hate crime. http://cps.gov.uk/publication/policy-guidance-prosecution-crimes-against-older- people. Accessed 10 Sept 2019.

[11] Cooper C, Selwood A, Livingston G (2008) The prevalence of elder abuse and neglect: a systematic review. Age Ageing 37:151–160.

[12] Liberty Protection Safeguards (LPS) (2019) https://www.qcs.co.uk/overview-of-the-liberty-protection-safeguards-frequently-asked- questions/. Accessed 10 Oct 2019.

[13] HMICFRS (2019) The poor relation the police and CPS response to crimes against older people. www.justiceinspectorates.gov.uk/hmicfrs. Accessed 30 Aug 2019.

第13章
应用关键概念：针对老年人的临床管理、质量和审查
Applying Critical Concepts: Clinical Governance, Quality, and Review to the Older Persons Context

Robert McSherry Patrick Pearce 著
和　晖　张秋阳　译　　陆相云　校　　李高洋　肖焕欣　审

学习目标

本章将使您能够：
- 为什么在卫生保健机构中护理老年人时，临床管理很重要。
- 提高您对良好管理原则和实践的认识，以及在护理老年人时如何应用、遵循和评价
- 识别、回应并了解如何上报对患者和员工的护理问题担忧。

在本章中，我们着重于消除和澄清卫生保健工作者围绕"关键概念：临床管理、质量和审查"所表现出的一些误解。我们之所以称其为关键概念，是因为它们与个人、团队和组织在实践中如何探索、应用、审查、安全、管理和质量原则有关。仔细分析其对人员、系统、流程、工作场所文化和环境的影响对于确保质量改进和变革至关重要。在卫生保健中，它是安全和质量所有相关问题的基石。最后，一些卫生保健工作者经常将其描述为乏味、枯燥、与我无关、分离和（或）脱离了实际的卫生保健工作。其适用于管理者而不是一线工作者。我们认为这些误解之所以存在，是因为其通常与个人对这些关键概念的洞察力和意识水平密切相关。

- 这随后会影响他们参与的程度和关键概念的应用，以改进和改变实践。
- 这本质上通常与一个人对这些术语所持的态度、信念和价值观类似。

第13章 应用关键概念：针对老年人的临床管理、质量和审查

- 这影响了他们如何参与或不应用他们在促进安全、质量、护理和服务方面赋予原则的行为和方法。

本章旨在通过使用卫生保健实践中的示例来解释这些术语，并表明它们与为老年人提供安全、富有同情心、有尊严和礼貌的护理的相关性，从而揭开围绕这些关键概念修辞的神秘面纱。我们还将研究这些与卫生保健组织结构、系统和流程、法规、政策和指南、领导和管理的关系。最后，在这一章中，我们着重于明确护理人员在护理老年人时的个人角色和责任。这对于确保您在卫生保健机构中理解和应用这些原则促进安全、优质的护理至关重要。

一、为什么临床管理在卫生保健机构中护理老年人时很重要

承认和赞美全球人类寿命延长这一事实至关重要。对于一些老年人来说，这是他们生命中快乐和健康的时期和经历。生活质量和体验包括生活舒适和有安全感，拥有安全的居家及社区环境、朋友圈和家人。它与保持活跃和健康、具有外出活动的身心能力、比较满意的收入，以及利用休闲和当地设施进行持续学习和获取可靠信息的来源有关。

然而，对于所有老年人来说，更长的寿命并非总是等同于更多快乐、更健康和更充实的人生。可悲的是，随着年龄的增长，一些老年人出现体力下降；患有长期疾病和多种合并疾病，心理社会问题；社会孤立、孤独、焦虑和抑郁。令人遗憾的是，尽管采取了安全保障措施来保护社会中的衰弱群体，但在某些极端情况下，仍然存在令人憎恶的经济、心理、社会和身体层面的虐待遭遇。

除上述因素外，世界卫生组织的声明，"到2020年，60岁及以上的人口数量将超过5岁以下儿童的数量"[1]。出于多种原因，这一显著的人口趋势需要世界卫生保健系统做出应对和准备。

应该为老年人保持高度的独立性和生活质量提供帮助，如果可能，应该在他们选择的居住地做到这一点。为了避免在晚年生活中感到不安和困惑，应该鼓励老年人（实际上是所有人）谈论并记录他们生活中的偏好，以及他们希望事情发生在哪里。它与建立适当的医疗、护理及社会网络和流程，以确保有和（或）没有能力对自己生活和偏好作出决定的老年人得到支持有关。

如果无法做到这一点，则应与他们的法定近亲、监护人和（或）长期委托方共同进行协商。同样，它还涉及与老年人及其亲属合作，共同设计、共同制订和共同实现老年人优先选择的创新设施、场所、服务和（或）规定。推测老年人需要什么，对于卫生保健提供者来说是难以接受的。卫生保健服务不应排斥或歧视老年人，而应坚定地将他们置于任何系统和流程设计、护理的提供和评估的核心。它是关于赞美成熟和衰老，捍卫和保护伴随老年人的特征，提供安全、富有同情心、以人为本的护理和环境，认识到个体及其人生旅程的丰富多彩，并为他们提供安宁、可选择、有尊严、隐私的、受尊重的和平静的死亡。

思考练习

在继续下一步之前，我们希望您考虑一下，在为老年人提供安全、优质和富有同情心的护理方面，哪些因素可能会影响您。我们希望您参与以下练习，思考这对老年人护理的影响。请遵循以下步骤。

- 第一步：将一张 A4 纸折成 4 份，如下图所示。

- 第二步：填写以下标签和（或）分类：专业因素、政治因素、社会因素和经济因素，如下图所示。

专业因素	政治因素
社会因素	经济因素

- 第三步：写下各部分中想到的任何想法和观点。

不要想太多，记下您想到的，并把您的想法写在相应的条目下。

第 13 章 应用关键概念：针对老年人的临床管理、质量和审查

关于思考练习，如果您的观点与我们详述的不相似和（或）不相同，请不要担心。这是因为我们都从不同的角度和观点看待世界及其挑战。同样，我们所在医疗健康机构及工作场所和环境中可能也是如此。从反思中获得的重要信息是，要认识并重视这样一个事实，即我们都是不同的，但在我们所做的事情有一个共同的目标和目的。也就是说，为患者、照护者和同事提供尽可能好的护理，并为实现这一目标创造尽可能好的工作场所文化和环境。

在我们看来，安全、优质、以人为本的卫生保健服务的驱动因素可归纳为四类，即政治、专业、社会和经济因素，如图13-1所示。

根据图13-1每个范畴都包含大量复杂且相互关联的因素，这些因素可能会以积极和（或）消极的方式影响老年人卫生保健服务的提供。简而言之，关于政治因素，在我们看来，政治驱动因素可以分为两大类："卫生健康政策的变

政治因素
- 卫生保健政策的变化
- 保健服务系统的变化

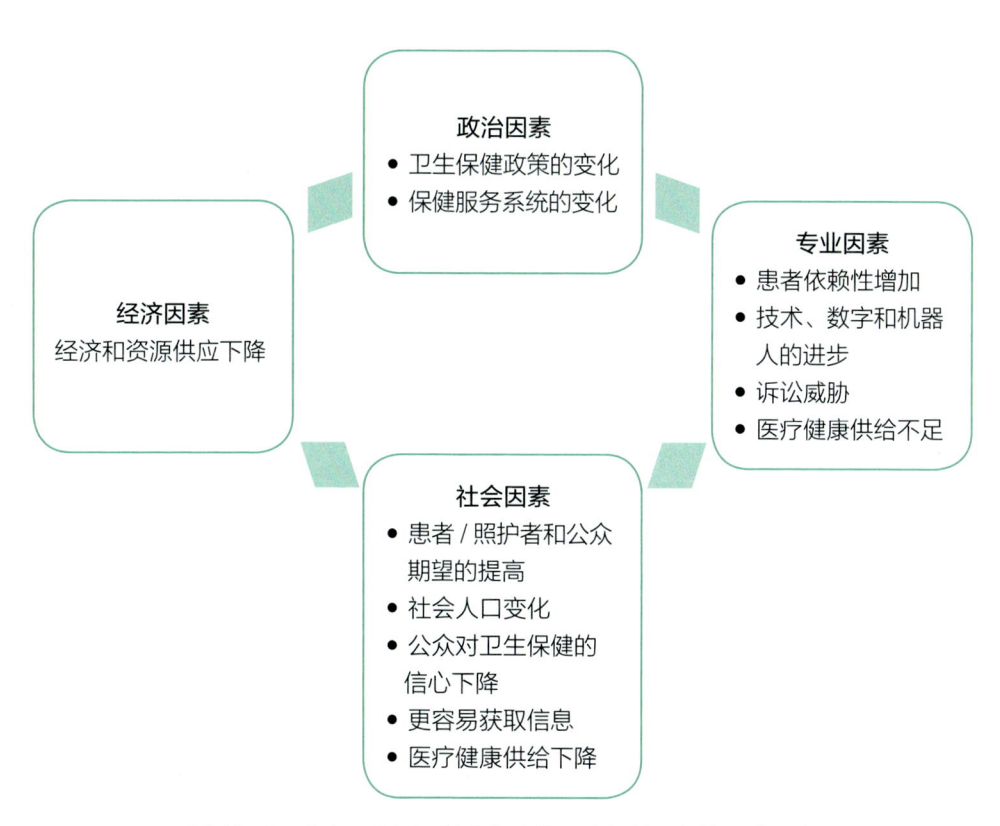

经济因素
经济和资源供应下降

专业因素
- 患者依赖性增加
- 技术、数字和机器人的进步
- 诉讼威胁
- 医疗健康供给不足

社会因素
- 患者/照护者和公众期望的提高
- 社会人口变化
- 公众对卫生保健的信心下降
- 更容易获取信息
- 医疗健康供给下降

图 13-1　安全、优质、以人为本的卫生保健服务的驱动因素
注意：我们承认这不是一个详尽的列表或任何优先级的排序

化"和"保健服务系统"的变化。

卫生保健政策的变化凸显了对专业、组织和公共责任的需求。这是通过确保卫生保健工作者了解和获悉任何国家、地区和工作场所执行和遵守的政策、指南、指示和流程的新变化来实现的。这些政策变化可能来自专业团体，如英国护理和助产委员会（United Kingdom Nursing and Midwifery Council）、普通医学委员会和卫生保健专业人员委员会（General Medical Council,and Health Care Professionals Council）；或者护理和服务的监管机构，其中包括护理质量委员会（Care Quality Commission）和政府部门，如国民健康服务。

此外，卫生和保健工作者必须用最可靠的证据来源支持他们的决策和行动。要做到这一点，您必须及时了解新的和旧的立法、政策、指南、标准和证据。您必须遵守您的专业实践准则和标准，在您的专业和工作场所雇佣合同和工作规范的范围内工作。您还必须具备必要的知识技能、胜任力和信心，将政策、指南和证据转化到您的实践中。为了实现后者，您必须能够访问证据库，如工作场所内的计算机、数据库和其他技术，以及与数字相关的材料和资源。

保健提供系统重申，卫生和医疗健康政策制定者、决策者、卫生保健和护理工作者、主要利益相关者、患者和公众引入满足人群需求系统和流程的必要性。保健提供系统的设计应保障和保护那些与服务接触的人。它们还应促进一种工作场所文化，使卫生保健和护理工作者能够为老年人提供安全、优质的护理和服务。

专业因素，主要关注卫生保健人员所遵守的专业标准、法规、政策、程序、指南和法律。它是关于确保决策和行动是以证据为基础的。这方面的循证实践是：

临床医生通过与患者协商,利用现存最佳证据来做出适合患者的决策方法[2]。

从这个角度来看，很容易理解为什么循证实践与"责任制"是相互关联的。简而言之，责任制是建立在我们对自己做出的决定、采取的行动，以及可能对自己和他人造成的后果负责的原则上。

第13章 应用关键概念：针对老年人的临床管理、质量和审查

承认老年人有复杂多样的需求，需要一系列多样化的专业知识。这是因为卫生保健发生在各种不同的环境中，每个环境都有其独特的安全挑战。例如，在家里照护一个人与在医院和（或）住宅/护理/保健机构中照护一个老年人相比，面临着一系列不同的挑战。同样，对个人及卫生保健人员来说，在上述环境中照护患有痴呆的老年人也会带来一系列不同的类似安全问题的卫生保健挑战。

在卫生保健环境中，对患者的依赖性和护理的加剧、未完成的护理加强了对卫生保健工作者的需求，需具备必要的知识、技能和能力，以提供安全、富有同情心的优质护理。这是对于老年人需求的识别、重视、尊重和回应。患者依赖性增加和工作人员短缺导致一些卫生保健工作者提供的护理不尽如人意，甚至缺少必要护理程序等技能组合和工作量的问题。例如，对患者生命体征的恶化没有做出反应并提升符合病情变化的相应护理级别，以及未能提供高质量的护理和服务。值班人员短缺不利于提供安全、优质的护理服务，并会影响护理的结果，即安全性、住院时长、死亡率、患者/照护者体验、护理的有效性和及时性。不幸的是，这最终使"未完成的护理"一词，在全球范围内变得更加突出[3]。

"未完成的护理"这一概念是老年人卫生保健的真正威胁。因为需要护理的老年人越来越多，而能够提供护理的年轻人却越来越少，这对工作量和技能组合造成了威胁，并可能危及患者的整体安全、质量、标准和护理。作者认为，医疗健康"一代人的定时炸弹"就在眼前，需要政府和医疗健康提供者立即采取行动应对大规模灾难。卫生保健人员和（或）技能组合的减少都可能导致社区、急诊、社会和地方当局的专家服务、设施和资源同时减少。

在国际上，凸显老年人卫生保健失败的询问、事件和调查正在发生。系统和人的失职反复发生，不必要和可避免的伤害（从不发生事件）、严重的伤害和死亡时有发生，并在新闻媒体上被报道。最近在英国，可见2019年的Whorlton Hall丑闻。英国护理监管机构调查了一家为弱势成年人提供护理的私营医院，该医院有17个床位，据报道存在"虐待"现象。医院被关闭，出于对患者的安全考虑，他们被转移到其他护理部门。警方对潜在犯罪人群的调查仍在进行中[4]。

2016年报道了斯塔福德郡中部NHS基金会信托丑闻。媒体和报纸多次报道了2005—2008年间的这一重大丑闻，据估计，由于疏忽失职、有害和不合标准的护理，比这类医院预期的患者（许多是老年患者）多400~1200例[5]。

2017年的南非丑闻被调查，据报道，近100例心理健康的患者因忽视和虐待而死亡[6]。

诉讼威胁。令人遗憾的是，在过去的20年里，我们目睹了患者和照护者对医院和社区服务提起正式投诉和诉讼的数量大幅上升。2016—2017年，国家卫生保健服务（National Health and Care Services）中临床过失赔偿为16亿英镑。国家审计署数据表明，这一数字是2006—2007年的4倍。与此同时，索赔的法律费用从7700万英镑上升到4.87亿英镑[7]。这些与诉讼相关成本的上升可归因于卫生保健领域活动水平的提高，以及由于疏忽索赔的金额过高（如果索赔结果能产生金钱收益）导致人们更倾向于诉讼。通过确保向患者/照护者提供与之相关并基于现存最佳证据的护理，可以减少投诉。

社会因素，已经并将持续在卫生保健安全、质量和标准方面发挥巨大作用。这些因素可以追溯到与公众期望提高和对卫生保健服务缺乏信心的相关社会变化。这主要是因为提供的优质护理服务和卫生保健标准明显下降，以及数字、计算机、信息学、数据保护系统和程序等技术普及缓慢。可以看到，公众和卫生保健专业人员本身通过让媒体参与报道重大临床事件和他们所受雇的卫生保健部门服务标准下降，加剧了日益增长的担忧。

从全球来看，公众对卫生保健服务越来越缺乏信心，原因如下：财政投入缺乏，领导和管理不善，甚至是政府政策改革不成功。我们认为，上述最近确认的让公众震惊的临床灾难其实是很常见的，全世界的整体服务标准和质量都很差。近年来，随着技术的进步，以及在万维网上获取信息的便捷使公众能更好地知情和受教，并且对卫生保健政策相关问题更感兴趣。社会运动的激增就证明了这一点，其中包括媒体宣传和旨在通过间接行动和后果影响政策和战略的民众游行。例如，"拯救我们的医院运动"（save our hospitals campaigns），以及患者和公众参与的与疏忽护理服务相关的游行。

卫生保健工作者和公众现在能够通过互联网获得关于"最佳治疗"、干预措施和政策指南的信息、研究和证据。作为卫生保健的消费者，他们能够获得

第13章 应用关键概念：针对老年人的临床管理、质量和审查

与所有卫生保健人员相同的信息。这使公众能够找到与他们和（或）家人疾病相关的具体信息。这种访问信息（研究、证据）的能力从前很难获取，这激发了公众对安全、高质量护理、改善卫生保健系统和技术的需求和期望。因此，如前所述，公众不愿意接受并非最佳的实践标准，这导致更多的个体和（或）群体通过法院途径寻求满意的结果。

经济因素，我们的卫生保健需求正在发生变化：我们的生活方式增加了患可预防疾病的风险，并且会影响到健康，我们的寿命越来越长，并同时伴有多种长期疾病，如哮喘、糖尿病和心脏病，健康不平等差距正在扩大。

考虑到上述情况，疾病负担及其对个人生活质量、健康和福祉的影响逐年上升也就不足为奇了。在预期寿命增加的同时，"多重复杂性"也在增加（即同时需要医疗、护理和医疗健康等多种服务）。伴有"多重病症"（患有多种疾病，其中一些可能是长期疾病，如呼吸系统疾病、心脏疾病、眼科疾病等）的患者呈指数级增长。这些因素的累积效应（不包括之前确定的社会、专业和政治因素）已经导致适应这些卫生保健趋势和需求的成本上升。为了跟上这些不断增长的需求和成本，则需要更多的资金和（或）重新规划服务供给。在某些情况下，需要定量配给，以及一些公共资助的卫生保健服务私有化。

随着卫生保健需求和复杂性的增长，以及护理供给和服务的扩展，卫生保健高层领导、管理者、基层领导、专员、护理提供者和管理风格发生了重大转变，以应对不断增长的需求和成本。

人类健康管理（population health management，PHM）等新术语：

正在帮助我们了解当前的情况，并预测未来、健康和护理需求，以便我们能够采取行动，更好地制定个性化的护理和支持，制订并筹划更多联合的、可持续的卫生保健服务，并更好地利用公共资源[8]。

为了应对当地人口的健康趋势和需求，整合卫生保健服务的重要性不言而喻。这种类型的综合服务领导和管理使团队能够专注于特定的资源，以适应和缓解当前与未来的需求。需要采取一种战略方法来特别关注老年人口的增加和随之而来的需求。这种需求的增加导致更多伴有多种需求的老年患者入院。这

对卫生保健人员提供者产生了重大影响，为了适应这一不断增长的趋势，他们不得不改变卫生保健供给模式。

一些优秀的示例如下。
- 7天工作制，非工作时间护理服务。
- 急诊和急救护理服务。
- 延续护理服务。
- 针对老年人衰弱的护理服务。
- 全科医生的视频会议和电话咨询。
- 建立急诊内科或外科评估病房。

我们还见证了医院康复计划的发展，旨在最大限度地利用急诊和社区病床，并鼓励一级保健和二级保健之间协调合作。患者数量、复杂需求和服务需求的增加，导致迫切需要开发新的保健供给方式[9]。一些新兴举措包括医院和（或）家庭保健计划，旨在让患者留在自己家中享有护理服务；公立和私立部门的合作（在医院治疗急性病，在私立养老院继续康复，直到患者准备出院回家）。

我们认为，愤世嫉俗者可能会把上述创新背后的驱动力归因于减少初级医生工作时间，以及"欧洲工作时间指令"[10]和"英国脱欧"可能的结果。

卫生保健工作者正在开发新的、创造性的工作方式，以应对高依赖性需求患者增多所带来的挑战。例如，这些措施包括将急诊护士、执业护士、外科护理从业人员和护士顾问引入工作繁忙且要求较高的临床领域，如急诊入院、意外事件和急诊部门，以提高卫生保健服务的质量。

二、提高良好管理原则和实践的认识，以及在实践中如何应用、遵循和评价

英国NHS中"临床管理"的演变可以追溯到白皮书《现代、可靠的全新NHS》(*The New NHS Modern, Dependable*)[11]。最初由Liam Donaldson爵士创造，它被定义为：

一个框架，通过该框架，NHS组织负责持续提高服务质量，并通过创造一个

良好的临床护理环境来保障高标准的护理[12]。

根据英国政府对临床管理的最初定义，该术语已成为国际公认的改善和改变卫生保健系统和服务的框架或灵丹妙药。这是因为它将一系列组织结构和部门整合在一起，把重点放在系统和流程上，着重强调标准维护和改进的相关责任。从本质上讲，它是一个通过提高专业人员对自身卓越责任的认识，保护患者安全，从而降低风险，提高质量的整体系统和框架。在我们看来，临床管理应该是一个系统，它应该能够在初级、中级和急性护理和服务中证明，系统、流程、实践和程序均已到位，以确保各级卫生保健服务临床质量的改进。

鉴于上述背景，临床管理成为全球卫生保健行业中与安全、质量、管理和改进相关所有事物的箴言／准则毫不奇怪。这也可以解释该术语在卫生保健行业中许多专业规范和实践标准中的流行和整合。其中包括护理[13]、医学[14]、放射治疗[15]、物理治疗[16]、牙科[17]、职业治疗[18]等。

随着时间的推移，临床管理的关键组成部分、支柱、模块和（或）概念已经得到了发展。我们认为这与以人为本、循证实践、安全、质量改进、从进展顺利和（或）不顺利的事情中学习和分享的主要目标是一致的。它也是数据收集、监测、改进和在需要时改变实践的可靠指标。为了应用这些原则和概念，您还必须理解术语"坦诚的义务"的含义。

需要制定法定的坦诚义务，从而建立共同的卫生保健组织文化和工作环境，以保障和保护卫生保健人员、患者／照护者和公众免受伤害，并在出现问题时告知患者和亲属。为此，确定了坦诚义务三个核心特征。"公开"指在强调关注点和（或）分享和庆祝成功时，能够畅所欲言，无须担心报复。"透明"指以诚实的方式与医护人员、患者和公众交流和分享相关工作情况和结果的信息。"坦诚"指确保在患者受到医护人员和（或）医疗服务机构伤害的不幸情况下，他们或其法定近亲被告知全部事实。一定要尽快。提供适当的补救措施，让他们参与任何有助于了解和共享的后续调查／审查。为了最大限度地减少类似事件的再次发生，该流程的这些阶段至关重要；不管是否有关于这种情况的投诉和（或）问题其都应该存在。在适当的情况下，应做出充分的道歉，并保留详细的记录。

这是因为安全卫生保健的改进和质量取决于各级领导和管理者的效力。所有员工都必须对健全的管理原则的含义和所涉及的内容有信心和能力。这是因为在实践中，管理是保障、保护和保证护理实践标准和质量的良好框架。尽管我们认为"综合管理"是一个理想的术语，可以用来强调与质量改进、工作表现和结果类似的各种系统和流程的相互关联和相互依赖性，但许多领导者和管理者仍然信奉临床管理，因为它与实践直接相关，为提供优质护理、持续改进和结果提供了有用的框架。此外，McSherry 和 Pearce[19] 将临床管理定义为：

……一个承认采用共同问责文化对于维持和改善患者和工作人员的服务质量和结果重要性的强有力框架。

案例分析：应用临床实践的原则和组成部分

一位 78 岁的 D 女士因突然发作的关节肿胀和疼痛从疗养院转移到当地医院进行检查和治疗。D 女士出院回疗养院时向当地医院投诉。依据是在她进入急诊病房后，一名医疗保健专业人员（可能是护士、医生或任何进行调整以扩展其角色的卫生保健专业人员）在将套管插入她右手时表现得生硬粗鲁和麻木不仁。这造成了不必要的疼痛、不适和瘀伤，因为他几次试图置管都没有成功。D 女士说，直到一名更有经验的工作人员看到发生的情况并从其手中接过这项工作，在他第一次尝试时就成功置管。

近年来，卫生保健领导/管理人员在接到投诉后，可能会急于查明这是如何发生的，以及谁应对这一事件负责，以便启动纪律处分程序。这种保守的领导/管理的方法在促进开放和公平问责文化的临床管理中并不适用。

让我们探索临床管理如何帮助解决与卫生保健个人实践相关的临床事件。此外，我们支持您将此应用到您自己的工作场所，并提高您对临床管理的认识。

第 13 章　应用关键概念：针对老年人的临床管理、质量和审查

让我们来探讨如何将临床管理框架应用到您的卫生保健实践中。

在将临床管理框架应用于上述案例分析时，了解在调查事件时涉及的关键组成部分非常重要。您会在图 13-2 中注意到，临床管理框架是由一系列在提供安全、优质护理和服务方面同等重要的关键要素组成。当将此应用于案例分析时，出现了以下几点。

1. 质量改进

从 D 女士的护理来看，很明显这在几个方面都不是一次优质的体验。一名工作人员在置管时粗鲁、无礼，对她的临床需求和个人情况漠不关心。他们没有让 D 女士参与护理过程，也没有在护理过程中与她沟通。其本质上是没有遵循政策和指南。为了避免这种情况再次发生，您和（或）您的组织应该熟悉术语"临床审查"。临床审查是医生、护士和其他医疗保健专业人员衡量他们提

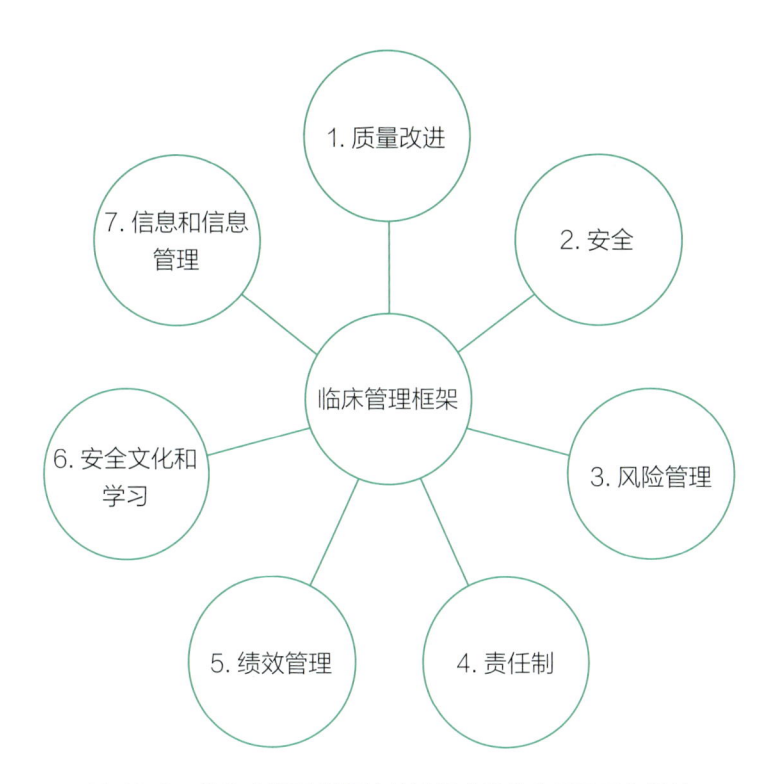

图 13-2　将临床管理框架的关键组成部分应用于卫生保健

注意，应建立患者和照护者的合作关系，以便获得其参与和介入所有组成部分的经验。他们还应该是服务的共同制定者、生产者、实施者和评估者

供的护理质量的一种方式。允许其将自己的表现与标准进行比较，并找出改进的机会。然后进行更改，接着进一步的审查，以检查这些改变是否成功。

2. 安全性

D 女士的安全问题是由工作人员未能保障和保护患者所造成的，任何临床管理框架的主要原则都是确保患者、同事和公众的安全。本质上，这应该是我们的首要任务。此外，创造一种安全文化/氛围是实现这一目标的重要因素之一。对我们的工作模式和环境有一个良好的认识，并且如果事情不对，就要公开地说出来。

3. 风险管理

这种情况下的风险管理是通过识别在护理和服务、诊断、干预和治疗过程中哪些有效，哪些可能出现问题，从而将患者、卫生保健工作者及公众的风险降至最低。在我们看来，风险管理就是要创造一种安全的氛围和文化，让员工时刻保持警惕，知道如何识别影响提供安全、优质护理和服务的关键点。这对于从任何险些差错、不利或严重事件和投诉中吸取教训至关重要。这是关于调查情况，采取行动防止再次发生，并建立制度以减少任何进一步的潜在风险。风险管理不仅仅是找出不良事件和经验的原因，还包括在事情进展顺利时分享好的经验和成果。

4. 责任制

一般来说，问责制是指"如果您为自己所做的事情向某人负责，您就要对此负有责任，并且必须准备好向该人证明您的行为是正当的"。考虑到这一定义并将其应用于 D 女士的情况，责任不仅限于患者，还包括雇员、雇主、专业和法律。照护 D 女士时，责任主要指您工作的 4 个方面。表 13-1 对此进行了解释。

表 13-1 照护 D 女士时的责任定位

领　域	主　题	根本原因（基本原理）
1	雇佣	作为您个人角色的一部分，您有义务和责任维护、保障并提供高质量的工作
2	伦理	确保您与其他员工有效合作，提供高质量的工作，并解决与工作相关潜在的利益冲突和问题，确保在追求安全、富有同情心的优质护理过程中患者获得公平和公正的待遇

第13章　应用关键概念：针对老年人的临床管理、质量和审查

（续　表）

领　域	主　题	根本原因（基本原理）
3	专业	您有责任在医疗保健机构内确保、提高和保持高标准的实践。这些标准最终会影响工作表现、服务供给，以及为自己、他人组织和专业关键成果的实现。您必需上报任何可能影响您提供优质护理能力的问题都要升级重视
4	合法	您有责任遵循任何卫生和安全、监管机构、就业立法和专业法规所规定的法律要求

改编自参考文献 [20]

根据表 13-1，卫生保健工作者在履行其护理职责时最终要通过刑法，即对公众负责；通过合同法、雇佣合同和工作说明，即对雇主负责；通过照护义务、普通法和民法，即对患者负责。

5. 绩效管理

在这种情况下，通过确保您有足够的知识、理解、能力和信心来履行您的角色和职责，它与责任制密不可分。关于 D 女士的情况，该员工的工作表现明显有问题。这本来是可以避免的。首先，在年度评估之前和（或）期间需要立即加强关注任何缺陷领域。这对于确保为您开发任何支持系统和框架至关重要。其次，定期监督和获得法定和强制性培训，即消防、健康和安全、感染预防和数据保护问题，以及为员工公开和坦率地谈论其工作地点而建立的系统或制度。最后，获得持续的教育和培训及职业发展，以便最大限度地发挥您的职业价值。它是关于保障照护义务，您有道德或法律义务确保自己和他人的安全或幸福。

6. 安全文化和学习

其众多定义的核心是基于这样一个事实，即"文化"由职业群体共享的价值观、信仰和假设组成。这些共同的思维方式被转化为共同的、重复的行为模式。反过来，行为模式通过日常组织生活的礼仪、仪式和奖励得以维持和强化[21]。通过复习与"文化"（culture）一词相似的字母和主题，我们能学到什么？为了证明文化这个词的普遍性，探究这个词的词源至关重要。例子中词源指的是"单词或词缀的起源和发展"[22, p.296]。在这种情况下，它与回顾

每个字母背后的含义和象征有关！C，类似于关心、关怀、同情、承诺、勇气、您关怀、我关怀、我们关怀、他们关怀、谁关怀、自我关怀、创造一个充满关怀的工作环境（caring, care, compassion, commitment, courage, you care, i care, we care, they care, who cares, self-care and in creating a caring working environment）。它是关于设计和实施系统和过程，以衡量护理供给系统的影响和结果。U，以用户为中心，通过采用促进团队协作和伙伴关系建立的方法，促使以患者（人）为中心（user focused centring on promoting patient）。L，领导力会让改变发生（leadership will make a change happen）。在这种情况下，任务才刚刚开始，即"设定一个愿景相对容易，但实现它要困难得多"[12]。当需要改进时，真正的领导会公开承认。T，团队合作（teamwork），通过授权参与和与每个人协商，涉及合作伙伴、患者、专业人员等。U，通过采用新的工作方式、支持专业实践和发展、挑战自我和他人，释放潜力（unlocking potential），以促进员工和利益相关者及患者进行创新和创业。R，回应（responding）和倾听、采取行动、处理问题、投诉、事故和事件，并促进学习和分享过程，以避免类似情况再次发生。文化也包括庆祝成功和成就，奖励和认可出色完成的工作。E，评估（evaluation）是关于接受来自监管机构、专业团体和同行审查的外部检查和审查。

7. 信息和信息管理

这是为了确保患者、工作人员和公众数据的保密性。密码保证和确保员工能够访问与其角色和职责相称的数据。它是关于事实准确性的信息记录。

根据案例分析，重要的是要认识到临床管理是一个旨在支持卫生保健工作者和为组织提供安全、优质护理和服务的框架。它是通过将几个关键概念整合在一起实现的，这些概念在培养组织文化和工作环境中同等重要，可实现以下目标。

- 与个人责任和实践相关的临床和管理/领导角色和责任的系统协调。
- 通过在公共部门和独立部门培养更加一体化的团队，改善团队的活力、功能和工作效率。
- 通过监测、更改、评估和改进实践，以保障和保护标准和人员，努力实现所有卫生保健领域持续性质量改进。

第 13 章 应用关键概念：针对老年人的临床管理、质量和审查

- 培养一种不断分享和学习的文化，将提高个人、团队和组织表现的照护责任放在首位。
- 在我们所做的一切中采用以人为本的方法是临床管理的核心[19]。

三、识别、回应并了解如何上报患者和员工担忧的护理问题

提出担忧、上报和（或）举报这些术语通常与个人和（或）团队表现不合格有关[23]。在临床管理框架内，重点是通过营造一种文化和工作环境来保障和保护公众和员工，在这种文化和工作环境中，安全优质的护理可以蓬勃发展。这是建立在诚实、公开、透明和信任的原则之上的。同样，当事情进展顺利和（或）可能因举报而出现的问题得到改善时，这也是关于分享、学习和庆祝的。

如果护理和（或）服务欠佳，明显未能保障和保护患者、工作人员和公众，我们必须采取行动强调这一问题。这可以通过匿名的方式，向您的直属管理者和（或）监管者公开说出真相。毫无疑问，对于任何人来说，说出自己想法都是一种令人恐惧和不知所措的处境。这是因为它有可能影响到他们自身及那些将接受调查的人和所涉及的服务用户/患者的总体健康和福祉。因此，提出和上报问题/担忧需要有信心，知道您的团队和组织会给予您尊重和尊严，如有必要，还会匿名和保密。为了保护个人、患者和（或）公众，这是必需的。对所有卫生保健工作者来说，重点是您提出问题并没有错。提出来就是在捍卫和保护的同时，从一种情况中学习和分享，不管这种情况是否支持。卓越的实践需要分享和从事件中学习，同时庆祝成果和成功。上报是为了"保护患者"及员工和公众的健康和福祉[24]。我们承认有许多指南、政策和程序讲解了在您工作场所提出问题的系统和流程。

我们想强调以下几点。
- 应鼓励提出顾虑或问题，并将其视为安全、质量和管理系统和流程的一个组成部分，同时也是个人责任的一个组成部分。
- 上报应被视为一种直接保障质量的机制。
- 上报需要采取紧急行动和应对措施。这对于强调干预、程序和互动需要改进的领域，以及个人态度、行为和（或）表现至关重要。它不应该也不能

不受质疑。
- 避免、改进和最小化对公众和员工进一步的风险和（或）伤害是必要的（及时止损）。
- 当个人、团队和（或）组织层面进展顺利时，定期公开承认这一点非常重要。这是因为奖励和庆祝成功和成就有助于创造一种开放和诚实的文化。
- 开放、诚实和信任的文化要求对做得好的人给予认可。如果对某一程序或干预的经验给予表彰，也必须公开鼓励和承认这些表彰。

我们想提醒您注意我们阐释了一个简单框架，您可能希望将来在推荐阅读部分详细考虑。

结论

导致卫生保健领域临床管理的推动因素和持续需求可归因于以下几个范畴：政治、专业、社会和经济。

临床管理是一个通过最大限度地降低安全和质量风险，不断提高卫生保健服务和工作人员质量的框架。

未来应该把重点放在综合卫生保健管理上。这可以通过在卫生和医疗健康组织、团队和个人之间协调机构管理和临床管理来实现。

我们都有义务和责任上报与保障和保护患者、员工和服务相关的问题。

推荐阅读

[1] Mannion, R.; Davies, H. (2018) Understanding organisational culture for healthcare quality improvement. BMJ Qual. Health Care, 363, 1136–1140.
[2] McSherry, R., Pearce, P (2010) Clinical Governance a Guide to Implementation for Healthcare Professionals Wiley-Blackwell Publishers, Oxford.
[3] McSherry R, McSherry W (2015) A model to support staff in raising concerns. Nursing Times; 111: 8, 15–17.

参考文献

[1] World Health Organization (2020) Aging and health. WHO, Geneva. https://www.who.int/news-room/fact-sheets/detail/ageing-and-health. Accessed 28 May 2020.

[2] Muir-Gray JA (1997) Evidence-based healthcare: how to make health policy and management decisions. Churchill Livingston: London.

[3] Recio-Saucedo A, Dall'Ora C, Maruotti A et al (2018) What impact does nursing care left undone have on patient outcomes? Review of the literature. J Clin Nurs 27:2248–2259. http://eprints.bournemouth.ac.uk/30156/13/Recio-Saucedo_et_al-2018-Journal_of_Clinical_Nursing.pdf. Accessed 8 Oct 2019.

[4] Priestly C (2020) Second report on CQC following Whorlton Hall abuse scandal. The Northern Echo, 16 Dec 2020. Second report on CQC lfollowing Whorlton Hall abuse scandal | The Northern Echo. Accessed 4 Jan 2020.

[5] The Mid Staffordshire NHS Foundation Trust Public Inquiry (2013) Report of the Mid Staffordshire NHS Foundation Trust Public Inquiry, vol 3: Present and future annexes. The Stationery Office, London.

[6] France-Presse A (2017) South African scandal after nearly 100 mental health patients die. The Guardian. https://www.theguardian.com/world/2017/feb/01/south-african-scandal-after- nearly-100-mental-health-patients-die. Accessed 4 Jan 2021.

[7] Keegan G (2017) Cost of clinical negligence in trusts in parliament London. https://www.gilliankeegan.com/cost-clinical-negligence- trusts. Accessed 4 Jan 2021.

[8] National Health Service (2019) Population Health and the Population Health Management Programme NHS, London. Available on: https://www.england.nhs.uk/integratedcare/buildingblocks/phm/. Accessed on 26 Mar 2021.

[9] National Health Service Improvement (2019) What we do. NHS, London. https://improvement.nhs.uk/about-us/what-we-do/. Accessed 4 Jan 2021.

[10] National Health Service Employers (2019) European working time directives. NHS, London. https://www.nhsemployers.org/~/media/Employers/Documents/SiteCollectionDocuments/WTD_FAQs_010609.pdf. Accessed 4 Jan 2021.

[11] Department of Health (1997) The new NHS modern and dependable, Department of Health. HMSO, London.

[12] Department of Health (2008) High Quality Care for All (Darzi Report). Department of Health, London.

[13] Royal College of Nursing (2020) Clinical governance. https://www.rcn.org.uk/clinical-topics/clinical-governance. Accessed 27 Sept 2020.

[14] General Medical Council (2020) Effective clinical governance for the medical profession. https://www.gmc-uk.org/registration-and-licensing/employers-medical- schools-and-colleges/effective-clinical-governance-for-the-medical-profession. Accessed 27 Sept 2020.

[15] The Society of Radiographers (2020) Clinical governance. https://www.sor.org/learning/document-library/independent-practitioners-standards-and-guidance/11-clinical- governance. Accessed 27 Sept 2020.

[16] West Hampstead Physiotherapy (2020) Clinical Governance Policy. http://physionw6.co.uk/clinical-governance-policy/.Accessed 27 Sept 2020.

[17] British Dental Association (2020) Safeguarding. https://www.bda.org/safeguarding. Accessed 1 Nov 2020.

[18] Royal College of Occupational Therapists (2015) Code of ethics and professional conduct. RCOT, London. file:///C:/Users/user/Downloads/Code%20of%20ethics%20update%202017. pdf. Accessed 1 Sept 2020.

[19] McSherry R, Pearce P (2010) Clinical governance a guide to implementation for healthcare professionals. Wiley-Blackwell Publishers, Oxford.

[20] National Health Service Education for Scotland (2016) Professionalism and Professional Accountability in Clinical Skills Practice: Available on: http://www.csmen.scot.nhs.uk/media/1318/professionalism_and_professional_accountability.pdf. Accessed 26 Mar 2021.

[21] Mannion R, Davies H (2018) Understanding organisational culture for healthcare quality improvement. BMJ Qual Health Care 363:1136–1140.

[22] Collins W (1987) Collins Universal English Dictionary. Readers Union Ltd, Glasgow.

[23] Department of Health (2010) How to implement and review whistleblowing arrangements in your organisation Social Partnership Forum & Public Concern at Work, London.

[24] Nursing and Midwifery Council (2013) Raising concerns: guidance for nurses and midwives. NMC, London.

第 14 章
当代发展
Contemporary Developments

Mari S. Berge 著

吴松梅 译 许蕊凤 郭美含 郭馨卉 校 李高洋 张 燕 审

学习目标

本章将使您能够：
- 探索如何利用该人的资源制订护理计划。
- 了解各种远程照护解决方案如何和不同的认知交互。
- 了解为什么老年人应该参与制订自己的照护方案。

当今社会老年人服务倍受关注，老一代所拥有的资源更应被重视。与以前相比，人们的寿命普遍更长、更健康、社交更活跃[1]。然而，在大众眼中，老年人往往被描述为完全依赖照护的被动接受者。身体和心理能力的下降不是仅与一个人的年龄（以岁为单位）相关[2]，由年龄引起的生理变化差异也很大。许多老年人拥有未使用的资源，如果有机会，他们会更好地利用这些资源来提高他们的生活质量[3]。留在自己家中并安全生活不仅是政府的政策，也是老年人的总体目标，这样可以支持他们健康老龄化[4, 5]。要了解让老年人留在家中的最佳方式，我们必需关注他们的想法和声音，因为这是所有医疗健康的基本方面：老年人是自己生活的专家。

据预测，卫生服务提供者与需求者之间的差距会扩大，更多照护责任需求转移给亲属。亲属往往会为老年人提供各种各样的帮助，但如果将亲属视为"照护者"会掩盖亲属关系，造成角色混淆[1]。因此，本章中，亲属一词比照护者更受青睐，因为亲属还承担着照护老年人的额外角色。亲属提供了许多小时（通常是无偿的）援助，他们的贡献对于维持照护服务至关重要。

随着医疗保健服务从机构内护理转变为更多的居家护理，依靠科学技术患者在家里接受照护已成为可能[3, 6]。研究表明正确的远程照护提高了老年人在自己家中更长时间保持安全的能力[3, 7, 8]。在护理环境中，使用现代科技出现了不同术语，有时术语的模糊性使比较和审查变得复杂[8, 9]。依靠现代科技，老年人会先依赖自己的身体和认知资源，而不是依赖帮助[10]。远程照护和辅助技术会挑战护理专业人员的工作方式。本章将通过挪威远程照护项目的示例和发现来解决这些主题[9]。

> **反思性问题**
>
> 您对远程照护和辅助技术的理解是什么？如果有的话，您如何区分？

一、远程照护：当代护理必备能力

随着人类寿命延长，许多人的健康状况显著恶化，但大部分人的身体和心理能力几乎没有变化[2]。将人视为同质群体往往会掩盖差异[11]，因为老年人的各种需求正在增加和逐步扩大[2]。

那些帮助老年人自主管理日常生活的技术越来越受到研究人员和政策制定者的关注[6]。在本章中，使用了英国卫生部定义的远程医疗[12]：

"利用个人和环境传感器，帮助居民在自己家中更长时间地保持安全和独立。利用24h监控技术确保医务人员在发生突发事件时立即对信息做出迅速反应，并对居民提供最适当的应对措施[12]。"

该观点强调了远程交流，人们不需要面对面互动，依靠交互技术可实现远程照护。众所周知，有一种社会求助警报交互设备，它有一个按钮，用户需要帮助时必须按下该按钮触发警报。要触发警报，使用者必须：①了解按下按钮发出警报的含义；②意识到自己处于需要帮助的状况；③警报器触手可及。有护士报告说，由于缺少上述要求中的一项或多项，老年人经常不使用社会求助警报[9]。

与之相反，远程照护要求已经对各种情况进行了预先的评估。每种情况都是由护士或治疗师与在家中接受远程照护的人员及其亲属进行密切合作进行全面评估的。Telecare 通常由无线设备连接到家庭单元的各种传感器组成。传感器之间功能不同，如需要不同的响应。运动或压力传感器可能会使灯打开，而在另一种情况下会使灯关闭。

老年人似乎不愿意表现出他们缺乏合作，因为他们想避免给他人带来负担[13]。他们希望继续住在自己家中[4, 5, 9, 14]。但这样他们将安全性置于独立性之上[15]。如果他们固执己见，在他们的安全受到威胁时将被转移到医院，这时他们就会成为其他人（亲戚）的负担。

我们用一个新的远程照护例子来说明留在家中的重要性，在该例子中，用户、亲属和服务提供者都表达了他们对日常生活中重要事情的看法。以下案例和解决方案是根据笔者的研究[9]中几个实际经验构建的。

案例分析：独自生活的风险

Olivia 今年 88 岁，喜欢独自活动。在她丧偶的 20 年里，她对能够进行自我照顾而感到自豪。Olivia 乘公交车去附近的村庄购物、去看全科医生、去参加活动，以及享受朋友的陪伴。她患有多种疾病，其中包括糖尿病、轻微心脏病和头晕。

她主要担心的是当她从卧位变成站立位时会出现头晕，尤其是晚上她必须去洗手间时。Olivia 在管理自己的药物方面没有任何问题。自从她结婚以来的 65 年间，她一直住在这里。房子的一楼包括入口、厨房和客厅，卧室和洗手间在二楼。她每天必须多次上下楼梯。"楼梯让我保持健康，"她说，"平时楼梯很少引起麻烦"。然而，由于发生过几起跌倒受伤事件，她的女儿 Sandra 对她独居持不同意见。"去年冬天，她从村里回来时，跌倒在楼梯上。幸运的是，我不久之后就来了，但这纯粹是巧合。如果我不来，可能会发生什么？她可能无法站起来或移动。"

> Olivia 没有得到社区护理的帮助,她拒绝任何帮助。"我一直自己照顾自己,我喜欢按照自己的作息安排起床、吃饭和洗澡,而不是按照别人的日程安排生活。"Olivia 和 Sandra 每晚睡觉前都会通电话,但 Sandra 很担心,她知道母亲头晕,需要爬过陡峭的楼梯才能上床睡觉,晚上还要上几次厕所。Sandra 虽然尊重并理解 Olivia 留在家中的决定,但仍会与母亲讨论搬到护理中心的好处。现在的情况已经影响了她们的关系;Olivia 觉得她的生活方式已经成为女儿的负担,反过来她本人也感到越来越多的负担,进而减少了她独自生活的乐趣。

许多老年人的经历表明,他们希望继续在家里独自生活,但这样会使他们的亲属存在丝丝不安,因为老年人为避免搬家可能会对自己的困难表现得不坦诚。笔者的几位受访者都强调了他们如何重视自主生活并希望根据喜好来规划自己的日子和生活[9]。

受访的亲属以多种方式承担照护义务;他们通常认为自己是女儿和儿子的角色,而不是像父母照顾孩子那样的照护者。推荐阅读:Judith Phillips[1]全面讨论了照护者亲属之间的角色混淆。

在上面的例子中,如果 Olivia 想与女儿保持良好的关系,就会冒着失去家庭和生活的风险。Sandra 不喜欢把自己的担忧强加给母亲,也不喜欢强迫她搬家。母女俩意识到彼此并未达成共识,这可能导致她们的关系进一步恶化。因此,她们同意与家庭照护护士讨论这个问题,并与她约好在 Olivia 的家中会面。

二、远程照护评估中的护理过程

社区护士如约而至,她认真倾听了两位女性的意见,以便从不同角度了解和评估情况。首先,她肯定了 Olivia 日常生活中的活动提高了她的居家能力,并认真评估了她拥有的资源。然后,她鼓励 Olivia 说出自己的困难。护士同两名女性一起分析情况,她们都同意这样独居存在安全问题,但放弃独居对 Olivia 来说代价太高。护士介绍了远程照护这项技术,这是社区护理团队提供的新服务。她简要解释了不同传感器的主要功能,并给了她们一本小册子以供

第 14 章 当代发展

进一步阅读。尽管希望得到远程照护提供的安全性，但 Olivia 不愿意被当成服务用户。护士解释了各种传感器数据如何通过反应中心直接传递给她的亲属，如她的女儿 Sandra，而不涉及社区护理不产生费用。如果亲属无法回应，出于安全原因，Qlivia 可以选择加入家庭护理。同时，她告诉 Olivia 在紧急情况下，被纳入当地政府应急计划中将如何受益。她举例解释了当地政府在冬季频繁发生恶劣天气条件下，遇到特殊情况时如何保持居民安全来说明。

她们一起讨论了各种异常情况，并就 Olivia 需要在家里保持安全预防跌倒达成一致意见。护士建议如下：床和椅子传感器连接到光传感器上，两个运动传感器和两个楼层的烟雾探测器连接。

床传感器是为了检测压力。Olivia 晚上去洗手间通常需要 10~15min。传感器设定为在她离开超过 30min 时发出警报，因为她偶尔需要更多时间。她们一起讨论了传感器激活的时间，一致认为晚上 11 点钟更合适，因为 Olivia 通常在晚上 10—11 点钟上床睡觉。床传感器连接到一盏灯，床在没有压力的情况下，灯会被激活。因此，当 Olivia 离开床时，灯会亮起，帮助她看清道路，避免绊倒。如果 Olivia 不在床上超过 30min，响应中心会收到警报，并会与她联系以进一步调查情况。联系内容包括询问 Olivia 是否需要呼唤 Sandra。Sandra 住在附近，她表示随叫随到。Olivia 通常早上 8 点钟起床，晚上她难以入睡时，会下楼舒适地坐在她最喜欢的椅子上。护士评估了 Olivia 通常的夜晚情况。她特别注意任何非常规行为，这些异常往往会触发错误警报。因此，护士建议在 Olivia 最喜欢的椅子上加装一个压力传感器。该传感器也连接到灯，当 Olivia 无法入睡想要坐下来手工编织时，传感器会在感受压力变化时打开灯。母女二人一致同意在客厅安装一个运动传感器，在厨房也安装一个。当白天在两个房间中的任何一个 4h 内未检测到人员移动时，传感器将发出警报。要启用上述解决方案，Olivia 必须通知系统她是否离开家及何时返回。因此，她必须在离开家时停用该系统，并在返回时将其激活。Olivia 没有认知问题，她希望在离开家时将传感器监测纳入她的日常活动中，这个想法不会有任何问题。最后，护士建议将烟雾探测器更换为集成在系统中的新型烟雾探测器，它可以直接向消防部门发出警报。

此外，护士建议 Olivia 购买一个社会警报服务，她可以将传感器戴在手腕上或作为挂件挂在脖子上，一旦发生异常情况或感到不安全时就激活。Olivia 委婉地拒绝了这个提议，她认为隐藏在床垫下和椅垫下的传感器尽管不那么显眼，看起来像普通的闹钟，已经可以为自己提供了足够的保护，且烟雾探测器几乎和她以前用的一样。Sandra 试图说服母亲增加更多的安全设施，但 Olivia 不想让人看出她需要额外的支持。之前护士在探视时，她曾看过护士带来的传感器，Olivia 很满意这些传感器不会让她"感到年老体弱"，因为这有损于她的自我形象。然而，社会警报服务并不符合她的自我形象。

护士和技术人员当面试用了远程照护服务，Olivia 和女儿收到了信息和解释。后来又进行了一些调整，因为 Olivia 经常在晚上 11 点钟之后上床睡觉。两位女性都对传感器"误报"感到满意，因为这种"误报"证明该系统是可靠的。应用 1 年后，母女二人都很高兴，Sandra 也安心了，她说："如果妈妈需要帮助，系统会发出警报，尽管有一些意外警报，但这些意外实际上起到了镇定人心的效果，事实证明远程照护是可靠的。"

案例分析：从已知走向未知的风险

Lisa 是一名 90 岁的女性，丧偶 40 多年，患有痴呆，独自住在半独立式小公寓内。公寓有一个室内小花园，可从她的起居室进入。Lisa 髋部骨折后，在疗养院住了 6 周，她和她的家人（两个儿子和一个女儿）都对这个方案不满意。Lisa 发自内心地渴望留在她的小房子里，在那里她可以摆弄园艺和无所事事地闲度光阴。Lisa 在照顾自己方面有问题，她的家人明白不能让她一个人待着。Lisa 拒绝让任何人打扫她的房子和洗衣服，只不情愿地同意让几个护士在她洗澡的时候帮助她。

Lisa 接受建议去了日托中心，在那里她遇到了一些老朋友。她在日托中心和她的朋友一起吃晚饭。最近，邻居们表达了担忧，因为他们在深夜看到 Lisa 穿着拖鞋独自站在户外。Lisa 的家人对此感到绝望，因为他们必须在两难中做出选择，迫使 Lisa 搬家或让她继续在家并暴露在危险之中。据邻居观察，这家人担心 Lisa 夜间离开家而迷路和（或）伤害自己。这两种情况都迫使 Lisa 搬家，如果将她独自留在家中，可能给所有相关人员带来痛苦。

亲属与护士讨论这些情况时，没有让他们的母亲在场。他们与护士一起得出了结论，当务之急是让 Lisa 在没有危险的情况下感到快乐。Lisa 之前在疗养院住院的记录和亲属对她情绪和行为变化的描述为护士提供了有力的评估资料。护士解释了帮助人们留在家中的策略变化，并强调他们会让 Lisa 进入疗养院之前尝试加入远程照护一段时间。

护士和亲属一致同意让 Lisa 每天早上接受家庭护理，帮助她洗漱和穿衣。家护中心尽量固定 1 个护士探视，并尝试让 Lisa 接受的少数护士帮助她洗澡，以增加熟悉感。待 Lisa 适应他们会将她在日托中心的天数从 2 天增加到 3 天，并让她在那里用早餐和晚餐。家人会帮她购物和洗衣服，清洁工每周会在 Lisa 去日托中心时来清洁 1 次房间。此外，亲属希望安装门传感器，如果 Lisa 在晚上或深夜离开家，传感器会发出警报。如果 Lisa 待在室内，打开正门只是为了往外看一眼，传感器不会触发任何警报，因为移动传感器会取代门传感器。但是，如果她离开家，移动传感器将通知家庭护理服务。亲属同意使用"无声警报器"，这意味着不会有声音吓到 Lisa。警报会召唤家庭护理团队。一个重要考虑因素是如何解释因警报反应到来的家护人员，因为该使用者（Lisa 患有痴呆）不会意识到任何警报，突然出现外人可能会让 Lisa 担心。一个合理的理由是家庭护理团队在那里为他（她）提供帮助。Lisa 的亲属也会使用一个运动传感器，如果 Lisa 夜间有活动，它会发出警报，以记录 Lisa 在夜间是否坐立不安。亲属同意了不在晚上探视她，而是使用该软件通知护士，让护士在早上探视时更清楚。护士建议安装摄像头，可以通过使用模糊图像结合警报来检测 Lisa 是否在床上、是否跌倒等。大家讨论了这种可能性，但亲属觉得太突兀，不想尝试这样做，就放弃了。

Lisa 用上述方案在家待了将近 1 年。Telecare 根据细微的变化进行了调整，几个月后，亲属同意安装摄像头，当运动传感器在夜间显示活

> 动时，可以检查 Lisa 是否有事。社区护理和亲属的联合解决方案为 Lisa 提供了必要的帮助，远程照护提高了她的安全性，因为她会在需要时获得帮助。门传感器记录到 Lisa 晚上从不出门，而是留在家里。她在家里过得很愉快后来由于感染肺炎，Lisa 住院治疗并最终死亡。她的亲属对她最后 1 年能够居家保持自主感到满意。

三、这两个案例说明了什么

上述两个案例以不同的方式展示了当代护理人员需要如何与患者本人及其亲属合作，以提供更好的个人支持，包括社区护理和远程照护。护士/治疗师必须根据护理流程执行和护理评估，需要全面了解远程照护的工作原理、能做什么和不能做什么，这是他们的工作基础，因为他们需要根据个人身体素质和需求实施护理。例如，护士在 Olivia 的床上安装了一个压力传感器，而 Lisa 没有。该传感器不区分压力，而是靠压力变化触发报警。护士避免给 Lisa 使用压力传感器，因为痴呆患者会选择不同的睡眠地点，睡眠模式也会有各种变化。现代护士除了需要护理技能外还需要信息技术知识，他们必须能够帮助用户及其亲属找到更好的解决方案来满足各自的需求。

使用远程照护时可能会出现伦理问题，并且伦理考量必须是任何评估和每种情况的一部分。正如上述案例中经常出现的一般伦理问题。

- 谁从远程照护解决方案中受益？
- 远程照护是否会导致与老人社区护理的接触减少，这会增加老人孤独感吗？
- 当老年人不能妥善照顾自己时，他们仍然住在家里合理吗？

我们应该知道，使用新的解决方案通常比那些属于我们日常工作的解决方案更能挑战我们的道德良知，这不是说新的解决方案是不道德的。恰恰相反，这是为了提醒无论是否将远程照护作为服务的一部分，我们都需要对任何解决方案考虑伦理问题。

> **思考练习**
> - 从伦理的角度讨论上述案例。
> - 从您自己的实践中设想一种情况，并考虑使用和不使用远程照护的各种解决方案。您需要谁参与评估？您将强调和优先考虑哪些目标和需求？您需要哪些信息以便找到更好的解决方案？您如何知道选择哪种解决方案更有利？
> - 您确定在您的护理中包括和不包括远程照护的原因是什么？

四、老年人在研究中的声音

提供现代护理包括使用远程照护这样的先进技术，每种情况都需要个性化评估。不同的人对使用远程照护有不同的需求、要求和期望。这些是相互冲突还是一致很可能会影响整体结果。Bowes 和 McColgan[6]强调，研究和评估实际上优先考虑的是服务提供者的观点，从而使用服务的人仅仅成为服务的接受者。我们从几个研究项目中了解到，如果远程照护技术不能满足用户的需求，服务提供者可能会停止使用该解决方案[9, 16]。在人口老龄化的今天，我们设计解决方案时听取老年人的意见至关重要，这些解决方案无论服务的性质如何，旨在满足老年人群在健康和社会护理方面的实际需求。老龄化护理这个话题受到越来越多的关注，当研究人员为老年人的参与做准备时，这些老年人既能够也愿意提供有价值的建议[17]。我们在制订远程照护解决方案时，必须听取老年人的心声，关注老年人的经验，因为人们对自己未尝试过的解决方案的看法与他们实际使用该解决方案的体验之间存在差异[3, 16]。当人们从远程照护中受益时，他们对优点和缺点的看法似乎也更加细致入微[18]。一般来说，无论年龄大小，如果任何设备以各种方式表明使用者是无助的，他们都不愿意使用这项设备[19]。因此，在决定解决方案之前，应该让人们有机会尝试远程照护，将其作为生活的一部分进行体验[9]。

还有一个需要考虑的重要问题是，为老年人设计智能产品和解决方案的设计师是谁。许多设计师都是年轻人，缺乏老年护理经验或缺乏从老年人的角度理解问题。有研究显示，部分针对老年人的设计实际上排除了目标用户（老年人），因为该设计不适合老人使用[10]。让痴呆患者参与开发并确定供他们使用的设备，使产品在开发过程中收集到诸多有用的信息[20]。在设计当代健康和社会护理服务时，为了使老年人受益，让他们参与研究既必要又重要[3, 6, 17, 20]。

五、照顾照护者

在本章开头，笔者使用了"亲属"一词，以区分他们担任"照护者"的角色[1]。亲属对于支持老年人继续住在自己家中至关重要[21]。亲属经常扮演照护者和承担各种任务的角色[22]。他们通常会满足老人的需求，而不会意识到自己的角色会从女儿、配偶和孙子的角色发生转变[1]。Carlsen 和 Lundberg[22]发现，亲属将自己作为照护者并努力照护老人视为一种责任，更是一项有意义的任务。然而，当一个人对另一个人负责时，随着时间的推移，这种责任会变成一种负担[21]。众所周知，亲属会贡献几个小时的帮助，但通常会体验到"全然不知"是最大的压力之一[9, 21]。在设计照护解决方案时，照顾处于照护者位置的亲属同样是需要明确的重点。

当今社会，卫生和社会护理政策的目标是让更多人继续居家养老和居家照护，人口统计数据显示人群在持续老龄化时，亲属的投入需要持续增加，且是未来提供健康和社会护理的重要资源。卫生和社会护理人员通常会注意到亲属在承担护理责任时面临的压力。然而，亲属在老年人居家照护共同计划中发挥越来越大的作用。妥善保护亲属这个重要资源非常重要。研究表明，传统的"照护者暂息安排"非常有益[21]。对于亲属来说，他们的努力得到卫生和社会护理人员的认可和赞赏也是很重要的[22]。

研究表明在远程照护等较新护理解决方案中，当亲属信任远程照护解决方案时，他们表示更加安心、更有安全感[3]。但是，要让亲属和服务使用者信任远程照护，护士必须对情况进行全面评估，并根据实际需求和现有资源配置出最佳解决方案[8, 9]。

结论

本章强调照护和社会护理领域如何随着人口老龄化而发生变化。人们的寿命越来越长，在未来的护理计划中需要得到认可，需要利用拥有的资源。远程照护提供了一个全新的护理维度，如果使用得当，会使老年人及其亲属获益，会支持剩余资源的有效利用。使用远程照护的积极体验在很大程度上取决于护士或专职医疗人员评估现况的能力，想方设法让用户及其亲属参与进来，量身定制和应用最优的护理解决方案。在当代和未来的护理中，亲属是需要尊重和承认的重要资源。为提供优质的护理，我们需要有效利用资源，支持相关人员参与进来，分享他们积极老龄化的经验和知识。

推荐阅读

［1］ Berge MS. Telecare - where, when, why and for whom does it work? A realist evaluation of a Norwegian project. Journal of Rehabilitation and Assistive Technologies Engineering. 2017; 4:1–10.
［2］ Holroyd-Leduc J, Resin J, Ashley L, Barwich D, Elliott J, Huras P, et al. Giving voice to older adults living with frailty and their family caregivers: engagement of older adults living with frailty in research, health care decision making, and in health policy. Research Involvement and Engagement. 2016;2 (1):23.
［3］ Peek STM, Wouters EJM, van Hoof J, Luijkx KG, Boeije HR, Vrijhoef HJM. Factors influencing acceptance of technology for aging in place: A systematic review? International Journal of Medical Informatics. 2014 Apr;83 (4): 235–48.

参考文献

［1］ Phillips J (2007) Care. Polity Press, Cambridge.
［2］ WHO (2015) World report on ageing and health: World Health Organization.
［3］ Berge MS (2017) Telecare - where, when, why and for whom does it work? A realist evaluation of a Norwegian project. J Rehabilit Assist Technol Eng 4:1–10.
［4］ Bergland A, Slettebø Å (2014) Health capital in everyday life of the oldest old living in their own homes. Ageing Soc 1:1–20.
［5］ Sixsmith J, Sixsmith A, Fänge AM, Naumann D, Kucsera C, Tomsone S et al (2014) Healthy ageing and home: the perspectives of very old people in five European countries. Soc Sci Med 106:1–9.
［6］ Bowes AM, McColgan GM (2013) Telecare for older people: promoting Independence, participation, and identity. Res Aging 35(1):32–49.
［7］ Berge MS (2016) Telecare acceptance as sticky entrapment: a realist review. Gerontechnology 15(2):98–108.
［8］ Karlsen C, Ludvigsen MS, Moe CE, Haraldstad K, Thygesen E (2017) Experiences of community-dwelling older adults with the use of telecare in home care services: a qualitative systematic review. JBI Database System Rev Implement Rep 15(12):2913–2980.
［9］ Berge MS (2017) Challenges and possibilities in telecare: realist evaluation of a Norwegian telecare project 2017.

[10] Cartwright C, Wade R, Shaw K (2011) The impact of Telehealth and Telecare on clients of the Transition Care Program (TCP): Southern Cross University-Aged Services Learning & Research Collaboration.

[11] Farquhar M (1995) Elderly people's definitions of quality of life. Soc Sci Med 41(10):1439–1446.

[12] Department of Health (UK) (2011) Whole system demonstrator programme: headline findings–December 2011. Department of Health, London.

[13] Kofod J (2008) Becoming a nursing home resident. Unpublished doctoral dissertation, Technical University of Denmark, Copenhagen.

[14] Haak M, Fänge A, Iwarsson S, Dahlin IS (2007) Home as a signification of independence and autonomy: experiences among very old Swedish people. Scand J Occup Ther 14(1):16–24.

[15] Fonad E, Wahlin T-BR, Heikkila K, Emami A (2006) Moving to and living in a retirement home: focusing on elderly people's sense of safety and security. J Hous Elder 20(3):45–60.

[16] Peek STM, Wouters EJM, van Hoof J, Luijkx KG, Boeije HR, Vrijhoef HJM (2014 Apr) Factors influencing acceptance of technology for aging in place: a systematic review? Int J Med Inform 83(4):235–248.

[17] Holroyd-Leduc J, Resin J, Ashley L, Barwich D, Elliott J, Huras P et al (2016) Giving voice to older adults living with frailty and their family caregivers: engagement of older adults living with frailty in research, health care decision making, and in health policy. Res Involve Engage 2(1):23.

[18] Boise L, Wild K, Mattek N, Ruhl M, Dodge HH, Kaye J (2013) Willingness of older adults tvo share data and privacy concerns after exposure to unobtrusive in-home monitoring. Gerontechnology 11(3):428.

[19] Erber JT, Szuchman LT (2015) Great myths of aging. Wiley, Chichester.

[20] McCabe L, Innes A (2013) Supporting safe walking for people with dementia: user participation in the development of new technology. Geron 12(1):4–15.

[21] Greenwood N, Habibi R, Mackenzie A (2012) Respite: carers' experiences and perceptions of respite at home. BMC Geriatr 12(1):42.

[22] Carlsen B, Lundberg K (2018) 'If it weren't for me…': perspectives of family carers of older people receiving professional care. Scand J Caring Sci 32(1):213–221.

后记
Afterword

最近，大量关于健康老龄化社会方面的新书，特别是与护理和治疗相关的书籍出版。这些书籍主要分为两个类型，即理论和实践，与护理和治疗相关的社会研究的"思想者"和"实践者"的划分相似。公平地说，当代卫生健康专业的核心存在着矛盾。一方面，存在数据丰富但理论贫乏的研究；另一方面，也有理论丰富但数据贫乏的研究。克服研究偏向任务艰巨，答案就在这里。这是我很长时间以来阅读的第一本克服这种二元性的书，它在理论、政策和实践等方面提供了丰富经验和详细数据，令人印象深刻。

本书问世之前，多年来，一种学术和制度的年龄歧视阻碍了对老年研究的培养和传播。这是因为从业者、公共政策制定者和学术研究人员对以青年为重点的生命历程研究有着浓厚的兴趣（当然这并不否认这群人在生命历程的某一端的重要性或意义）。

与此相关，无论是过去还是现在，任何关于"年龄"的暗示都立即被引申到儿童，从而加剧了老年研究作为学术研究中"隐藏"年龄组被边缘化和不可见性，也进一步具体化了"年龄"作为一种社会特征，需要被整体理解。

公共政策制定者历时多年才将注意力转向"人口老龄化"（具有讽刺意味的是，老年人群越来越明显，尽管学术研究中一直隐藏着这一观点）。

这是一本出色的书，它能够阐明重视老年人的重要性。本书应该让政策制定者和护理人员均看到，让大家认识到老年人是拥有人权和尊严的人。最近，我们还缺乏与老年人合作的基础培训课程或本科和研究生课程，这些课程的文本需要深度和广度，McSherry等的材料涵盖了这些内容。由于对儿童工作的压倒性关注，对老年人的不人道事件时有发生，这在今天被称为"虐老"。这不仅仅是西方现象，而是包括英国在内的所有国家的全球性问题。人们忘记了老年人实际上也是人。

基于上述原因，学术界、护理人员、家庭和医疗保健专业人员也长期缺乏关于老年人衰弱的研究和相关护理知识，无论老人是居家照护还是在养老院。本书在思考衰老需要紧急重建的理想时刻出版，为理解积极老龄化提供了具有挑战性的背景和工具，本书内容全面和历史范围广泛，令人信服。本书在理论上和方法上描述清晰稳健，对于有兴趣理解衰老概念和理论模型并有望于将其应用于老年人社会护理实践的研究人员来说，是一本"必读"书籍。

在这方面，阐明老年人重要性的能力必不可少。本书让政策制定者和护理人员认识到老年人是拥有人权和尊严的，需要被重视。然而，最近关于"人口老龄化"这一概念的研究将"老年人"归为一个单一的未区分的类别，并没有基于老年人的人口结构将老年人按种族、性别、性取向、残疾、阶级或历史等组别来区分。

研究老年人让研究人员和从业者了解老年的独特性很重要。本书为此提供了强有力的案例。我们还需要超越当前关于在护理环境中照护老年人的学术文献，并说服政策制定者、研究人员和护理人员深入思考老年特征并采取行动，了解关心老年人和照护老年人的意义。

本书给出了一个统一信息，即作为服务提供者实际倾听并与老年人互动以解决社会分歧非常重要，这种做法可以促进公共政策制定者、护理人员和学术研究人员都向老年人及其经验学习，他们是真正的专家。

就社会理论的发展而言，本书也是一本杰作。我建议将本书被广泛引用，并推荐为未来几十年站在社会学照护领域前沿的佳作。

Jason L. Powell
Chester University
Chester, UK

吴松梅 **译**

许蕊凤　郭美含　郭馨卉 **校**

于　媛　张　洋 **审**

相关图书推荐

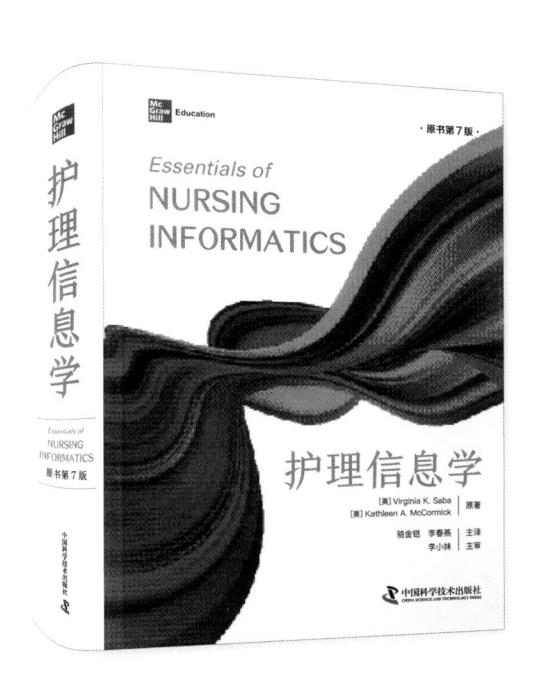

原著　[美]Virginia K. Saba　[美]Kathleen A. McCormick
主译　骆金铠　李春燕
主审　李小妹
定价　298.00元

　　本书引进自 McGraw-Hill 出版社，由来自世界各地的专家学者共同编写而成，是一部助力护理人员学习应用科学技术使护理经验尽可能获得回报和成功的绝佳资源。全书共九篇 50 章，介绍了在护理管理、实践、教育和研究中如何使用计算机、计算机系统和信息论、电子病历、连续护理信息技术系统和个人健康档案、编码等内容，可为读者提供管理和处理数据所需的信息和见解。本书为全新第 7 版，对护理信息技术、护理实践应用、系统的标准化、第四次护理 IT 革命的高级应用、系统生命周期、教育应用、信息学理论标准、研究应用程序、医疗保健政策和质量措施等方面进行了全面细致的修订，涵盖了技术、管理、政策及其对美国医疗保健信息学影响的最新变化。相信本书可以帮助读者借由护理信息学家的视角，掌握国际护理信息学的发展脉络，通过处理和管理数据来提高医疗护理质量及改善临床结局，并在提升价值和科学驱动的医疗保健方面发挥核心作用。

相 关 图 书 推 荐

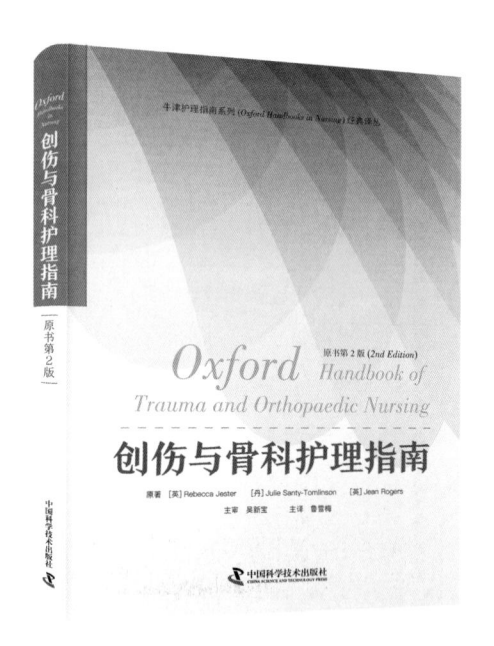

原著　[英] Rebecca Jester
　　　[丹] Julie Santy-Tomlinson
主译　鲁雪梅
主审　吴新宝
定价　128.00 元

　　本书引进自牛津大学出版社，是一部全面的创伤与骨科护理手册。本书为全新第 2 版，共 10 章，在上一版本基础上优化和增加了新知识，同时还补充了最新研究成果和临床进展，内容涉及肌肉骨骼的解剖学与生理学、系统评估与护理原则、肌肉骨骼常见疾病与并发症、择期手术围术期护理、创伤患者护理与管理、局部肌肉骨骼损伤、英国骨科服务模式，阐释了创伤与骨科疾病的全周期护理要素。本书内容丰富、全面翔实、结构清晰，侧重实用性，阐述深入浅出，适合临床护理人员快速查阅参考使用。

相关图书推荐

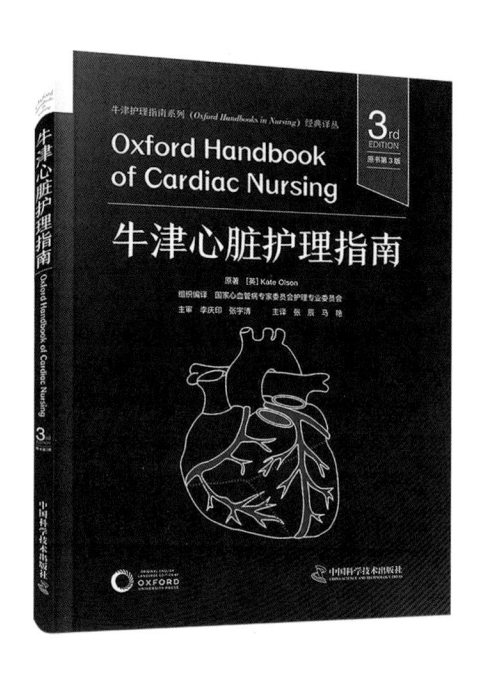

原著　[英] Kate Olson

主译　张　辰　马　艳

主审　李庆印　张宇清

定价　138.00 元

　　本书引进自牛津大学出版社，由英国心脏护理专家 Kate Olson 领衔编写。全书共 19 章，涵盖了临床工作中可能遇到的所有类型心脏病（不包括周围血管疾病）的基本知识，包括心脏疾病负担的程度影响心脏护理近期发展的政策驱动因素、危险和健康促进因素、检查和评估、干预措施、药物管理等还收录了大量 2014 年以来发布的新版指南。书中特别强调了专科护士在心血管护理工作中的角色，还新增了脑卒中、遗传学及基因组的内容，可帮助读者更好地了解遗传性心脏病。本书力求通过提供先进的技术、药物及临床照护路径，促进患者获得更好的健康结局及就医体验，可作为初级医疗保健普通病房及心脏专科医院心血管护士的实用参考书。

相关图书推荐

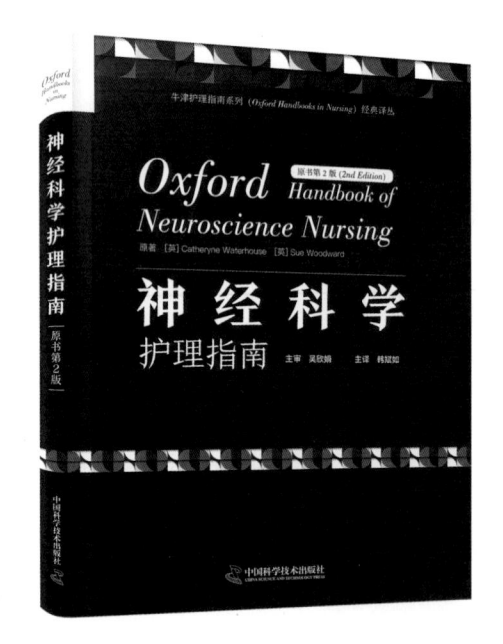

原著　[英] Catheryne Waterhouse
　　　[英] Sue Woodward
主译　韩斌如
主审　吴欣娟
定价　148.00 元

　　本书引进自牛津大学出版社，由英国谢菲尔德大学 Catberyne Waterhouse 和伦敦国王学院 Sue Woodward 护理专家联合编写，为全新第 2 版，是一部细致全面、专注、系统的神经专科护理学实用参考书。著者结合神经专科护理中的最新进展与最佳循证实践，进行了多角度的系统阐述。全书共 14 章，不仅介绍了神经系统的基本结构、生理功能、评估与检查项目、诊断技术，神经系统疾病的常用药物和治疗方法，神经系统急性状态的表现及护理方法，神经科常见问题、症状、疾病的诊疗和护理，神经外科疾病的诊疗和护理，神经重症、神经康复的护理等内容，还对神经科学护理实践的相关政策、神经疾病诊疗和护理中的法律及伦理问题进行了探讨，并特别介绍了神经科疾病的补充和替代疗法、小儿神经科学护理等内容。